공복
최고의 약

공복

최고의 약

아오키 아츠시 지음

이주관 · 이진원 옮김

청홍

"KUFUKU" KOSO SAIKYO NO KUSURI

© ATSUSHI AOKI 2019

Originally published in Japan in 2019 by Ascom Inc., TOKYO,

Korean translation rights arranged with Ascom Inc., TOKYO,

through TOHAN CORPORATION, TOKYO, and EntersKorea Co., Ltd., SEOUL.

‘음식 먹지 않는 시간’을 만들어
‘공복’을 즐긴다.
이것만으로 병을 모르는 몸을
얻을 수 있다.

중성지방이 빠르게 감소하고 지방간이 개선!

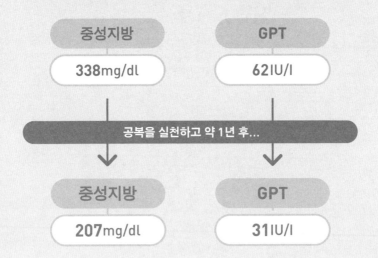

50대 남성

지방간으로 수면 시 무호흡 증후군도
식사 후에는 졸음과 나른함이 덮쳐온다.

중성지방	GPT
338mg/dl	62IU/l

공복을 실천하고 약 1년 후...

중성지방	GPT
207mg/dl	31IU/l

높았던 혈압이 내려가고 체중도 4kg 감소!

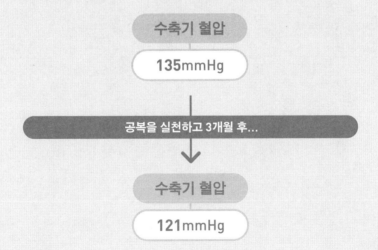

60대 여성

비만과 변비가 고민, 수축기 혈압도 기준치(130mmHg)를 초과

비만과 고혈압으로 인한 질병이 걱정

수축기 혈압

135mmHg

공복을 실천하고 3개월 후...

수축기 혈압

121mmHg

—

암과 당뇨병, 고혈압 등의 질병을 멀리하고
건강하게 살고 싶다.
언제까지고 피로와 노화를 모르는
젊은 몸으로 살고 싶다.

이것은 분명 많은 사람들의
공통된 바람이 아닐까?

하지만 인간은 좀처럼
질병과 무관하게 살아갈 수 없다.
나이를 먹을수록 세포도 늙어
질병과 몸의 이상, 노화를 진행시키는
원인이 된다.

그리고 평소 식생활은 건강에
큰 영향을 미친다.
특히 만성화된 과식, 당질의 섭취는

깨닫지 못하는 사이에 몸을 파먹어 들어간다.

그러면 도대체 어떻게 해야
건강하게 젊음을 유지하며 살아갈 수 있을까?

지금까지 건강과 장수, 안티에이징을 위한
수많은 식사법이 소개되었다.
그런데 최신 의학적 증거를 바탕으로 최근
'음식의 내용을 제한하기보다'
'먹지 않는 시간을 늘리는' 것에
좀더 주목하고 있다.

이 책에서 소개하는 식사법은
2016년에 노벨생리학 의학상을 수상한
'자가포식(autophagy)' 연구를
기본으로 태어났다.

자세한 내용은 본문에서 설명하겠지만

자가포식은
'낡은 세포가 다시 새롭게 태어나는'
몸의 구조인 것이다.

1주일에 한번이라도 정해진 공복의 시간을 만들면
과식이 불러오는 해를 제거하고,
노화나 식생활로 인한 손상을 리셋할 수 있으며,
자가포식이 활성화되어
몸이 안에서부터 생기를 찾아 되살아난다.

게다가 이 식사법은 누구나 간단히 실천할 수 있고
바로 효과를 경험할 수 있다.
암과 치매, 당뇨병과 고혈압 등의 질병 예방에도
도움이 되는 바로 기적의 식사법인 것이다.

여러분, 이 책을 읽고
꼭 공복이란 최고의 약으로
건강과 젊음을 되찾도록 하자.

'1일 3식',
'과식'이 만성 피로를 만든다

나 아오키 아츠시는 내분비 대사와 당뇨병을 전문으로 하는 의사다.

대학병원에서 근무한 뒤 2015년 사이타마시에 클리닉을 개설하고, 감기부터 생활습관병에 이르기까지 여러 증상의 환자들과 만나 왔다.

이 책에서는 그동안 경험한 다양한 사례들을 바탕으로 고안해 낸 '궁극의 식사법'을 소개하려고 한다.

여러분은 다음 증상들로 힘들어하고 있지 않은가?

"식사를 하고 나면 바로 잠이 쏟아진다."
"최근에 위(胃)가 약해진 것 같다."

"금세 피로가 몰려온다."

"무언가 하고 싶은 의욕이 없고, 하더라도 허둥대는 등 감정의 기복이 심하다."

나이가 들면서 자연스럽게 찾아오는 체력 저하나 운동 부족 등 원인은 다양하겠지만 이러한 증상들은 어쩌면 '과식'(특히 당질의 과다 섭취)에서 오는 것일 수 있다.

이 말을 들으면 분명히 다음과 같이 생각하는 사람이 있을 것이다.

"나는 하루 세 번, 규칙적으로 식사를 하고 있다."

"그렇게 많이 먹는 편이 아니다."

자세한 것은 본문에서 설명하겠지만 1일 3식은 그 자체만으로도 '과식'이 될 수 있다.

성인 1명이 필요로 하는 1일 총 칼로리는 1800~2200kcal 전후라고 한다.

한편 현대인들 중에서도 특히 외식이 잦은 사람은 아무래도 고칼로리 식사를 하기 쉽다.

감자튀김과 음료수가 따라오는 햄버거 세트 하나만 먹어도 1000kcal가 훌쩍 넘으며, 패밀리레스토랑에는 800~1000kcal 정도의 메뉴들로 가득하다.

다시 말해 하루 세 번의 식사를 모두 했을 때, 기본적으로 필요한 칼로리의 1.5~2배나 되는 양을 섭취하게 된다는 사실을 충분히 짐작할 수 있을 것이다.

고혈압, 노화, 생활습관병⋯⋯
비만은 백해무익!

과식은 다양한 몸의 이상을 초래한다.

먼저 내장의 피로를 꼽을 수 있다.

우리가 먹은 음식을 위장(胃腸)와 간장(肝臟)이 소화시키려면 몇 시간 정도가 소요된다. 그런데 원래 처리할 수 있는 양을 초과한 음식물이 계속해서 쏟아져 들어오면 내장은 쉴 없이 일을 해야 하고 마침내 피폐해질 수밖에 없다.

그러면 결국 내장의 기능이 떨어져 영양소를 제대로 흡수하지 못할뿐더러 노폐물을 깨끗이 배출하지 못해 면역력이 저하되는 등 다양한 문제가 생기게 된다.

한편 과식은 비만을 부른다.

우리가 식사로 섭취한 당질과 지질의 일부는 뇌와 근육, 내장 등이 일을 하기 위한 에너지로 사용하고, 그 나머지는 근육과 간장에 저장되는데, 여기서도 다 흡수하지 못하고 남은 것은 중성지방의 형태로 지방세포에 쌓인다.

다시 말해 소비하는 에너지보다 많이 먹으면 그 만큼 지방이 증가하는 것이다.

과도한 지방, 특히 내장지방에서는 유해 호르몬을 분비하여 혈당치 상승, 고혈압, 혈전 형성 등을 초래한다. 또한 유해 호르몬은 만성 염증 상태를 불러와 암을 유발하기도 한다.

이밖에도 과식은 몸을 녹슬게 하는 활성산소를 증가시킨다는 단점이 있다.

과식은 피로와 나른함의 원인이 될 뿐 아니라 당뇨병과 고지혈증 등의 동맥경화성 질환, 뇌출혈이나 뇌경색, 협심증과 심근경색 등의 허혈성 심장 질환 나아가 암의 원인이 되기도 한다.

다양한 질병의 온상이 되는 '당질의 과다 섭취'

게다가 현대인의 식사는 특히 당(당질)을 많이 섭취하는 경향이 있다.

성인이 필요로 하는 탄수화물은 하루 약 170g 정도라고 한다.

한 공기의 밥(흰쌀)이 함유한 당질은 50g 정도이므로 하루에 밥 세 공기를 먹으면 그것만으로 원래 필요로 하는 당질을 섭취하게 된다.

다시 말해 하루 세 공기의 밥과 함께 디저트를 먹으면 그것만으로 당질 과다가 되는 것이다.

덧붙이자면 지금 슈퍼마켓에서 팔고 있는 가공식품과 반찬의 원재료를 살펴보면 식품 대부분이 당질을 함유하고 있다.

식품 각각에 들어 있는 당질은 소량이지만 의식하지 못하는 사이에 우리의 몸을 '당질 과다' 상태로 만든다.

그리고 당질의 과다 섭취 역시 다양한 몸의 이상을 초래한다.

당질은 중성지방으로 변하기 쉬운 특징을 지니고 있어, 비만의 원인이 될 뿐 아니라 간장에 비정상적으로 지방이 쌓이는 '지방간'의 원인이 되기도 한다.

지방간을 그대로 방치하면 간경변(간경화)이나 간암을 일으킬 우려가 있다.

하지만 당질의 과다 섭취로 우려되는 가장 큰 문제는 당질이 혈당치(혈액 속 포도당의 농도)를 빠르게 상승시킨다는 점이다.

혈당치가 오르면 췌장에서 '인슐린'을 분비한다.

인슐린은 온몸의 세포에 포도당을 운반하는 호르몬으로, 혈당치를 낮추는 역할을 한다. 그런데 갑자기 혈당치가 오르면 다량의 인슐린이 분비되어 이번에는 혈당치가 빠르게 내려간다.

이런 롤러코스터와 같은 혈당치의 심한 변화는 식후 몰려오는 졸음, 나른함, 초조 등의 증상을 초래한다.

그리고 당질의 과다 섭취로 고혈당의 상태가 지속되면 우리 몸안에서는 다음과 같은 현상이 일어난다.

① 세포가 점차 인슐린을 받아들이지 않게 된다.
② 췌장이 좀더 많은 인슐린을 분비하기 위해 풀가동 상태가 된다.
③ 췌장이 피폐해진다.

결과적으로 췌장에서 인슐린 분비량이 저하되는 '2형 당뇨병' 발병으로 이어진다.

당뇨병에 걸리면 혈당치가 내려가지 않기 때문에 온몸의 혈관이 손상을 입어 망막증, 신증(腎症), 심근경색과 뇌경색, 치매, 암 등의 질병에 걸릴 위험이 높아진다.

혈당치를 내리고, 지방을 분해해 세포가 새롭게 태어나는 방법이 있다

그렇다면 과식과 당질의 과다 섭취로 인한 다양한 피해로부터 몸을 보호하려면 어떻게 해야 할까?

'식사로 섭취하는 칼로리 줄이기', '당질 줄이기' 등 다양한 방법이 있겠지만, 이 책에서는 다음 방법을 추천한다.

"음식을 먹지 않는 시간(공복 시간) 만들기"

'공복'이란 말을 들으면 배가 고파 괴로워하는 모습이 떠오르겠지만, 이 책에서 말하는 '공복'이란 '음식을 먹지 않는 상태'라고 생각하면 된다.

공복 시간을 만들면 우선 내장이 충분한 휴식을 취할 수 있고, 혈당치도 서서히 내려간다.

또한 음식을 먹고 나서 10시간 정도가 지나면 간장에 저장된 당이 소진되기 때문에 지방이 분해되어 에너지로 쓰이게 된다. 그리고 16시간이 지나면 몸이 지니고 있는 자가포식(autophagy) 구조가 작동하기 시작한다.

자가포식이란 '세포 내 오래된 단백질이 새롭게 만들어지는 활동'으로, 세포가 기아나 저산소 상태에 빠졌을 때 활성화된다고 한다.

신체의 질병과 노화는 세포가 늙거나 파괴되면서 발생한다.

특히 세포 내 미토콘드리아(호흡을 하여 에너지를 만들어 내는 중요 기관)가 늙으면 세포에 필요한 에너지가 줄고 활성산소가 증가한다고 한다.

자가포식에 의해 오래되거나 파괴된 세포가 내부에서 새롭게 만들어지면 질병을 멀리하고 노화의 진행을 멈출 수 있는 것이다.

다시 말해 공복 시간을 만들면

• 내장의 피로를 해소하여 기능이 활성화되고 면역력도 향상된다.

• 혈당치가 내려가고 인슐린의 적절한 분비가 촉진되어 혈관장애가 개선된다.

• 지방이 분해되어 비만을 유발하는 다양한 문제가 개선된다.

• 세포가 다시 만들어져 신체적 이상과 노화의 진행이 개선된다.

이처럼 다양한 '몸의 리셋 효과'를 기대할 수 있다.

바로 '공복은 최고의 약'인 것이다.

게다가 어렵고 성가신 칼로리 계산을 할 필요가 전혀 없다.

공복 시간 외에는 무엇을 먹든 상관없으며 공복 시간 중이라도 도저히 배가 고파 견디기 힘들 때는 견과류 정도는 얼마든지 먹어도 괜찮다.

자가포식을 활성화하려면 연속적으로 16시간 이상의 공복 시간이 필요한데, 수면 시간을 잘 활용하면 무리하지 않고도 실천할 수 있다.

가능하면 매일 계속하는 것이 이상적이지만 주말을 이용해 주 1회만 실천해도 리셋 효과를 얻을 수 있다.

최고의 명약 '공복'이
몸의 이상과 질병, 노화를 멀리하게 해 준다

물론 나는 평소에도 공복 시간을 실천하고 있다.

참고로 나의 시간 일정은 다음과 같다.

[평일]

아침 7시에 일어나 가볍게 식사를 하고(삶은 달걀 하나와 생채소 등), 저녁 21시쯤 일반적인 저녁식사를 한다.

그 사이에는 음식을 먹지 않는다.

단, 배가 고파 일에 지장을 줄 때는 견과류를 먹는다.

[휴일(토요일과 일요일 중 하루)**]**

일어난 뒤, 아침과 점심에는 아무것도 먹지 않고 저녁에만 식사를 한다.

이렇게 나는 평일에는 13~14시간, 휴일에는 24시간의 공복시간을 만들어 몸을 리셋하고 있다.

'24시간 공복'이라고 하면 여러분은 고통스러울 것이라고 생각하겠지만, 예컨대 밤에 식사를 하고 다음날 아침 조금 늦게까지 잠을 자고 나서 점심 한 끼 정도 거르기만 하면 충분히 실천할 수 있다.

여기서, 내가 공복이란 명약을 얻게 된 계기에 관해 소개하겠다.

과거 나는 물론 직업 특성상 나름대로 식사 내용에 주의를 하고 있었다.

다만 평소 생활을 하면서 나 자신도 모르는 사이에 과식과 당질 과다 섭취 상태에 빠져 있었던 것이다.

어느새 복부에 내장지방이 쌓이고 대사증후군 체형을 갖게 되었다. 그리고 결국 2010년, 40세의 나이에 설암(舌癌)에 걸렸다는 통보를 듣게 되었다.

암 덩어리 자체는 수술로 무사히 제거했지만, 그때까지와 동일한 생활을 계속한다면 암이 다시 재발할 것이 뻔했다.

그래서 나는 다양한 서적과 논문을 읽으며 당뇨병을 비롯한 생활습관병 환자의 치료를 통해 얻은 경험과 지식을 바탕으로 다음과 같은 고민을 하게 되었다.

"어떤 식사를 해야 가장 무리 없이, 스트레스를 받지 않으며 질병을 멀리할 수 있을까?"

그 결과, 도달한 답이 '공복'의 힘을 활용하는 방법이었다.

그때까지의 식생활에 익숙했던 탓에 시작하고 나서 한동안은 공복을 유지하면서 견과류를 꽤 먹기도 했다. 하지만 이내 몸이 이 식사법에 익숙해졌고 4개월 뒤에는 내장지방으로 인한 복부 비만도 해소되었다.

최대 78cm까지 늘어났던 허리둘레는 70cm가 되었고, 지금도 그 상태를 유지하고 있다.

더불어, 몸이 가벼워지고 쉽게 피로를 느끼지 않게 되었으며 암이 재발할 걱정도 없어졌다.

다시 말하지만 공복 시간을 만들기만 하면 과식과 당질 과다 섭취로 인한 폐해를 리셋할 수 있다.

어렵고 귀찮은 칼로리 계산을 하지 않아도 내장의 피로가 해소되고 혈당치가 내려간다. 지방이 줄고 세포가 다시 만들어져 몸의 이상과 질병, 노화를 예방할 수 있다.

여러분도 꼭 '공복'이란 최고의 명약으로 질병과 피로, 노화를 모르는 몸을 만들어보자.

목차

제2장 무리 없이 '공복'을 만들어
몸을 되살리는 식사법

'당'이 유발하는 독을
'공복'이란 약으로 제거

제 3 장

제4장 '공복력'을 높이면 많은 질병을 물리칠 수 있다!

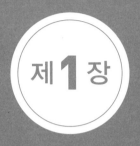

제**1**장

'1일 3식을
규칙적으로 식사한다'
'공복 시간을 만든다'
어떤 것이 장수와 건강을
보장할까?

1

최고의 명약

'1일 3식을
하는 것이 몸에 좋다'는
생각은 착각이었다

1일 3식을 하면
몸이 매일 약해진다

먼저 한 가지 질문을 하겠다.

여러분은 하루에 식사를 몇 번 하고 있나?

혹은 하루에 몇 번 식사하는 것이 건강에 가장 이롭다고 생각하나?

아마도 대부분이 다음과 같이 답할 것이다.

"나는 예전부터 하루 세 번, 규칙적으로 식사를 하고 있다."

"1일 3식이 건강의 기본이라고 생각한다."

실제로 2016년, NHK가 실시한 '식생활 관련 여론조사'에 따르면 '평일의 경우, 하루에 몇 번의 식사를 하나?'라는 질문에 '세 번'이라고 답한 사람이 가장 많았는데, 그 비율이 약 80%를 차지했다.

일본인 80% 이상이 과식!
질병과 노화는 1일 3식이 원인이었다

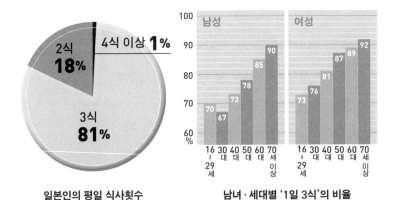

일본인의 평일 식사횟수

남녀 · 세대별 '1일 3식'의 비율
※NHK '식생활 관련 여론조사'(2016년)

연령별로 보면 16~29세는 하루 평균 3식을 하는 사람이 남녀 모두 70% 정도에 그친 데 비해 60대는 85% 이상, 70세 이상이 되면 90%를 넘었으며 고령 세대일수록 '1일 3식'을 고수하는 사람이 많음을 알 수 있다.

'1일 3식'의 습관은 우리 생활에 이 정도로 깊이 자리하고 있다. 하지만 나는 여기서 굳이 큰 소리를 내어 말하고자 한다.

'1일 3식이 이상적'이라는 사고방식에는 확고한 근거가 없다.

뿐만 아니라 하루 세 번 식사를 하면 몸에 다음과 같은 손상들을 입게 된다.

- 위장을 비롯한 내장 기관이 충분히 쉬지 못해 피폐해진다.
- 체내에 염증이 생긴다.
- 고혈당을 초래한다.
- 노화의 진행을 촉진한다.

좀 더 자세한 내용은 뒷부분에서 다루도록 하겠다.

오래되지 않은
1일 3식의 습관

덧붙이자면 일본에서 1일 3식을 하는 습관이 대중적으로 퍼

져 나간 것은 비교적 최근의 일이다.

그 계기에 관해서는 '1657년, 메이레키 대화재 때 목수와 기술자에게 에도 막부가 아침과 저녁뿐 아니라 점심식사를 제공했기 때문'이다.

또는 '에도시대 후기에 등불이 보급되면서 활동 시간이 연장되었기 때문이다' 혹은 '메이지 유신 후, 정부가 군대에 1일 3식을 제공했기 때문'이라는 등 여러 설이 있지만 어쨌든 에도시대까지는 무사나 목수 등의 육체노동자 외에는 1일 2식이 일반적이었던 것이다.

그리고 1935년 국립 영양연구소의 사이키 타다스 박사가 '남성이 하루에 필요로 하는 에너지는 2500~2700kcal이다', '이것을 두 번에 나누어 섭취하기가 쉽지 않으므로 세 번의 균형 잡힌 식사를 하면 가장 건강하게 살 수 있다'라고 주장한 것도 1일 3식이 정착하는 요인이 되었다고 한다.

하지만 원래 '2500~2700kcal'란 수치 자체가 조금 많다고 생각한다.

개인마다 차이가 있겠지만 기초 대사량(내장 활동, 체온 유지 등 살아가는 데 최소한으로 필요한 활동에 소비되는 에너지량)은 대략 다음과 같다.

30~49세 남성 1500kcal, 여성 1170kcal
50~69세 남성 1350kcal, 여성 1100kcal
70세 이상의 남성 1220kcal, 여성 1010kcal

여기에 정도의 차이는 있지만 운동 등으로 소비하는 에너지량을 더해도 오늘날, 성인이 하루 동안 필요한 칼로리는 1800~2200kcal 전후가 적당하다.

그렇지 않아도 심한 운동 부족과 소비 칼로리가 적은 현대인들이 굳이 하루 세 번의 식사를 통해 2500~2700kcal나 되는 에너지를 섭취할 필요가 없는 것이다.

식사를 했을 뿐인데
피로하고 나른함을 느끼는 사람은 주의가 필요!

이렇게 말해도 자신의 일처럼 와 닿지 않는 사람이 많을 것이다.

'과식'이 만성화되면 사람은 자신이 과식하고 있다는 사실 자체를 쉽게 깨닫지 못하기 때문이다.

"나는 1일 3식을 하지만 특별히 위(胃)가 꽉 찬 포만감이나 과식을 하고 있다는 느낌을 받지 못한다."

분명 이렇게 생각하는 사람도 있을 것이다.

그럼 여기서 다시 한번 묻겠다.

여러분 중에 '식사를 한 뒤 피로감 혹은 몸이 나른하거나 졸음'이 쏟아지는 사람은 없는가?

만일 뭔가 짚이는 것이 있다면 주의하도록 하자.

자신이 '과식을 하고 있을' 수 있다.

식사를 한 뒤에는 소화를 위해 혈액이 위장으로 모이고 혈당치도 상승하므로 어느 정도 졸린 것은 피할 수 없다.

하지만 피로감이나 나른함, 졸음이 심한 경우에는 '과식을 하고 있다'거나 '위장을 비롯한 내장이 쇠약해져 있을' 가능성이 높다.

만일 '무리 없이 소화할 수 있는 양 이상의 식사'를 하고 있다면—.
여러분의 몸속에서는 다음과 같은 일이 일어나게 된다.

우선 위장은 매일 한계 상태까지 일을 하고 있기 때문에 피로감이 누적되어 이미 소화 능력이 크게 떨어져 있다.

거기에 쉴 새 없이 계속해서 음식이 밀려들어 오므로 그것을 모두 충분히 소화시키지 못한다.

그러면 소화가 안 된 상태의 음식물이 장(腸)으로 가 쌓이고 결국 부패하여 유해 물질이 발생하게 된다. 그 결과, 장내 환경이 악화되고 장의 기능이 점점 나빠지는 악순환이 생긴다.

너무 많은 일을 하여 피로가 쌓이는 기관은 간장(肝臟)도 마찬가지다.

간장에는 음식을 '해독'하거나 음식으로 얻은 에너지를 저장하는 기능이 있어 음식이 대량으로 혹은 끊임없이 계속 들어오면 간장 역시 쉴 틈이 없어 지치게 된다.

내장의 피로나 장에서 발생한 유해 물질, 간장에서 분해하지 못한 독소는 몸에 다양한 문제를 초래한다.

여러분이 식사 후에 졸음이나 피로, 나른함을 느끼는 것은 위장과 간장이 보내는 피로 신호일 수 있음을 명심하자.

식후 만성적인 졸음은
혈당치가 오르고 있다는 증거

혹은 여러분이 밥과 면류, 빵 그리고 단맛 음식을 지나치게 많이 먹고 있을 수 있다.

이런 음식을 너무 많이 먹으면 혈당치가 빠르게 올라간다.

혈당치가 상승하면 몸이 다양한 손상을 입기 때문에 췌장은 '인슐린'을 분비하여 혈당치를 낮추려 노력을 한다.

이 혈당치의 오르내림이 완만할 때는 문제가 없지만 혈당치가 급격히 상승하면 몸은 서둘러 혈당치를 낮추기 위해 인슐린을 대량으로 분비하고 혈당치가 필요 이상으로 내려가게 된다.

이러한 혈당치의 급격한 변화는 몸이 나른하거나 졸린 증상 또는 심리적 불안감을 초래하게 된다.

평소 이런 음식을 많이 먹는 사람은 특히 주의하도록 하자.

혈당치 변화가 심한 상태가 지속되면 만성적으로 고혈당이 되기 쉬워 당뇨병을 유발할 위험이 크기 때문이다.

'식사 후 계속해서 과도하게 졸음과 피로감, 나른함'이 느껴지는 사람은 만성 고혈당 상태가 되었을 가능성이 있다.

습관과 타성을 버리고 몸의 소리를 듣는 것이 진정한 건강을 위한 첫걸음

"예전부터 1일 3식 하는 습관을 지니고 있다."
"회식 자리에 가면 나온 음식을 아무 생각 없이 먹는다."
"가족 식사나 각종 모임 후 먹고 남은 음식이 아까워 결국 먹게 된다."

이런 사람은 자신의 몸 상태를 한번 체크해 보자.

정말은 식욕이 없는데도 무리해서 먹고 있지 않은가?
'배가 고프다'는 느낌이 없는데, 음식을 입으로 가져가고 있지는 않는가?

식사 후에 졸음과 피로감, 나른함에 시달리고 있지 않는가?

원래 식사란 '건강을 유지하기 위해 몸에 필요한 영양분을 필요한 만큼 섭취하는 것'이다.

그런데 정말은 몸이 필요로 하지 않는 것을 습관이나 타성에 젖어 아무 생각 없이 먹음으로써 몸에 손상을 준다면 원래 목적에서 벗어난 결과를 얻게 된다.

어쩌면 여러분의 내장 기관은 간절히 휴식을 원하고 있을지도 모른다.

특히, 나이가 들어감에 따라 성인 1명이 필요로 하는 1일 권장 칼로리는 자연히 감소한다. 따라서 식사의 질뿐 아니라 양에 있어서도 변화를 주어야 한다. 아니 양만큼은 적절한 변화가 꼭 필요하다고 할 수 있다.

1일 3식에 집착할 필요가 전혀 없는 것이다.

2

1일 3식은
위장을 지치게 하고
몸의 이상을 초래한다

1일 3식을 하면
내장 기관이 충분히 쉬지 못한다

그러면 '1일 3회의 식사'가 입히는 신체적 손상에 관해 조금 더 자세히 살펴보자.

1일 3식의 폐해로 다음을 가장 먼저 꼽는다.

'위장를 비롯한 내장 기관이 쉴 시간이 없다.'

사람의 몸에서 음식물이 위(胃) 속에 머무는 시간(소화될 때까지의 시간)은 평균 2~3시간, 지방 성분이 많으면 4~5시간 정도라고 한다.

또한 소장은 위(胃)에서 내려 보낸 소화물을 5~8시간에 걸쳐 분해해 수분과 영양분의 80%를 흡수한다.

다음으로 대장은 소장에서 흡수하지 못한 수분을 15~20시간에 걸쳐 흡수한다.

하지만 1일 3회의 식사를 하면, 아침에서 점심까지 4~5시간, 점심에서 저녁까지 6~7시간 정도이므로 직전에 먹은 음식물이 아직 위(胃)와 소장에 남아 있을 때 다음 음식물이 운반되어 들어온다.

그러면 위(胃)는 쉴 틈도 없이 계속해서 소화 활동을 해야 하므로 점점 피폐해져간다.

게다가 나이가 들어감에 따라 소화액의 분비가 줄어들어 위장의 기능도 둔해진다.

그러면 소화에 점점 더 많은 시간이 걸리게 되고 결국 위장이 쉽게 지치게 된다.

위가 피폐해지면 피부와 머리카락에도 악영향이 미친다

1일 3회, 부지런히 식사를 챙겨먹어 위장이 피폐해지면서 몸에 다양한 이상이 나타나기 시작한다.

우선 위장이 피로해 소화 기능이 떨어지면 음식물의 영양분을 충분히 섭취할 수 없기 때문에 몸에 필요한 비타민과 미네랄, 미량 원소가 부족하게 되고 결국 쉽게 피로와 나른함을 느끼며 피부와 머리카락의 상태도 나빠진다.

또한 '속쓰림', '복부팽만', '식욕 부진'과 같은 증상이 생기기 쉽다.

속쓰림은 식도와 위(胃) 사이의 근육이 약해지고, 위장(胃腸) 입구 부분의 수축이 잘 안되어 위액(胃液)이 식도로 역류해 생긴다.

복부팽만은 위(胃)의 기능이 떨어져 소화에 시간이 걸리고,

음식이 위(胃)에 계속 남아 생기는 증상으로, 위(胃)의 소화 기능이 떨어지면 식욕을 잃기도 한다.

'최근 속쓰림이나 복부팽만을 느끼는 횟수가 증가했다', '예전에 비해 식욕이 떨어졌다'라고 느끼는 사람은 위(胃)가 지쳐 기능이 떨어졌을 가능성이 높으므로 꼭 쉴 수 있게 해 주자.

한편 속쓰림과 복부팽만, 식욕 부진의 빈도가 너무 잦은 경우나 오래 지속되는 경우, 위염 등 특정 질병으로 이어지거나 이미 병이 생겼을 수 있으므로 한번 검사를 받아보도록 한다.

장내 환경의 악화가 온몸에 손상을 입힌다

한편 장(腸)이 지치고 기능이 둔해지면 완전히 소화하지 못한 음식이 장내에 남으며, 이것이 부패해 암모니아 등의 유해 물질을 발생시킨다.

장(腸) 속에는 다음의 세 가지 장내 세균이 존재한다.

- 소화를 돕고 건강을 유지하는 역할을 하는 유익균
- 장내를 부패시켜 질병의 원인을 만드는 유해균
- 몸이 약해지면 유해균으로 변하는 기회감염균(opportunistic pathogen)

건강할 때는 유익균이 증가, 활발하게 활동하지만 장 속에 노폐물과 몸에 불필요한 것, 유해 물질 등이 쌓여 장내 환경이 악화되면 유해균이 늘고 활동하기 시작한다.

그러면 장(腸)의 기능이 점점 둔해지고 변비나 설사 등이 생기게 된다.

덧붙이자면 노화나 위(胃)의 피로로 말미암아 위액이 감소하여 충분히 소화되지 않은 음식물이 장내로 들어오면 이 역시 장내 세균의 균형을 깨뜨려 장내 환경이 악화된다.

나아가 장에서 발생한 유해 물질은 혈액을 타고 온몸을 돌게 된다.

때문에 피부가 거칠어지거나 체취가 심해지며 때로는 암 등의 질병이 발생하기도 한다.

또한 장(腸)은 음식을 소화, 흡수하고 몸에 불필요한 것과 노폐물(老廢物)을 배설할 뿐 아니라 체내로 침입하려는 이물질(바이러스나 독소 등)을 제거하고 몸을 지키는 면역 기능도 갖추고 있다.

장의 기능이 떨어져 장내 환경이 나빠지면 면역력이 저하되어 감기나 폐렴 등의 감염 질환에 걸리기 쉽고, 알레르기가 심해지며 암의 발생과 같은 일도 일어나게 된다.

'식사'가 정말로 시작되는 것은 음식을 입에 넣은 후

1일 3회의 식사로 피로감을 느끼는 것은 간장도 마찬가지다. 아니 간장의 피로는 위장의 그것 이상이라 해도 좋을 것이다.

간장은 신장과 함께 '침묵의 장기'라고 하는데, 보통은 그 존재를 의식할 일이 거의 없다.

위장에 관해서는 자주 신경을 쓰지만 술을 많이 마셨을 때나 간장에 무언가 장애가 발생했을 때를 제외하고는 간장의 상태를 크게 염려하지 않는다.

대부분의 사람이 그렇지 않을까?

하지만 간장은 정말 부지런히 일한다.

식후, 몸에 들어온 영양을 체내에 필요한 에너지로 바꾸고 여분의 에너지를 저장하며 음식에 들어 있는 알코올과 암모니아 등의 독소를 처리하거나 지방의 소화, 흡수를 돕는 담즙을 만드는 등등…….

다양한 역할을 혼자서 담당하고 있는 것이다.

때문에 식사와 식사의 간격이 좁고, 음식물이 계속해서 밀려 들어 오면 간장은 24시간을 쉬지 않고 일해야 하기 때문에 점점 피폐해져 간다.

피로에 지쳐 간장의 기능이 떨어지면 본래 간장에서 해독되어야 할 독소(毒素)나 노폐물(老廢物)이 체내에 남게 되고, 생산해 내는 에너지의 양이 감소하기 때문에 몸이 만성적으로 피로를 느끼게 된다.

또한 술맛을 잃거나 식욕이 떨어지며 간염(肝炎)이나 지방간, 간경화, 나아가서는 간암과 같은 간장 자체에 질병과 장애가 생길 수도 있다.

우리는 흔히 먹는 행위를 '음식을 입에 넣는 것', '음식이 목을 통과하고 나면 끝'이라고 생각하기 쉽다.

하지만 음식을 먹은 뒤, 몸속에서는 각 장기가 열심히 일을 한다는 사실을 잊어서는 안 된다.

몸의 관점에서 보면 오히려 음식물이 목을 통과하고 난 다음 부터가 본격적인 식사라 할 수 있다.

그리고 인간에게 휴식이 필요한 것처럼 내장 기관에도 충분한 휴식이 필요하다.

3

최고의 명약

암, 당뇨병, 심근경색 & 뇌경색 나이가 들면서 '과식'의 피해는 더욱 커진다

1일 3식은
모르는 사이 '과식'을 초래한다

이 밖에도 1일 3식의 폐해로 과식을 부르기 쉬운 점을 들 수 있다.

'정해진 시간에 식사를 한다'는 것은 언뜻 건강에 좋을 것 같지만 '과식을 깨닫지 못한다'는 큰 단점도 있다.

몸의 상태는 그때그때 다르다.

예컨대, '직전의 식사에서 고(高)칼로리를 섭취했기 때문에 몸이 많은 에너지를 필요로 하지 않는 경우'도 있을 수 있다.

이때는 사실 공복감이 느껴질 때까지 기다린 다음 식사를 하는 것이 바람직한데 평소 정해진 시간에 먹는 것이 습관화되면 '지금 공복인지 아닌지', '몸이 에너지가 필요한지 아닌지' 등과는 상관없이 식사를 하기 때문에 결과적으로 '과식'을 하는 경우가 많다.

게다가 위(胃)는 신축성을 지니고 있어 먹는 양에 따라 크기가 늘어난다.

다시 말해 평소에 만성적으로 과식을 하는 사람의 경우 '위(胃)가 부풀어 있는 상태'를 당연하게 받아들여 '원래 몸이 필요로 하는 양' 이상의 음식을 계속 받아들이게 된다.

때문에, 지나치게 무리해서 음식을 꾸역꾸역 먹지 않는 한 스스로 과식하고 있다는 사실을 잘 깨닫지 못한다.

과식은 DNA와 세포까지 손상시킨다

그리고 과식은 몸에 다양한 영향을 미친다.

우선 먹는 음식물의 양이 많으면 소화하는 데 많은 시간과 에너지가 필요하기 때문에 아무래도 위장과 간장 등에 부담을 주게 된다.

특히, 밤에 과식을 하면 쉬어야 할 내장이 잠을 자는 사이에도 일을 해야 해서 수면의 질도 저하된다.

한편 과식은 체내 활성산소를 증가시킨다.

활성산소에는 '사물을 산화시키는(녹슬게 하는) 힘'이 있어 체내에 침입한 바이러스나 이물질 등을 살균, 제거하지만 한편으로 활성산소의 공격은 체내 DNA나 세포도 상처 입힌다.

활성산소가 증가하는 원인은 스트레스와 자외선, 바이러스와 세균, 독성 물질 등의 이물질 체내 침투, 과잉 운동 등 다양한 요인이 있는데, 과식도 그중 하나라고 한다.

그리고 활성산소가 필요 이상으로 증가하면 세포가 산화되거나 상처입기 때문에 세포의 노화가 진행되어 피부의 주름과 기미의 원인이 되며 세포에 이상이 생겨 암 등 다양한 질병을 유발할 수 있다.

밥과 고기의 과다 섭취가
여러분의 생명을 위험에 빠뜨린다

음식으로 얻은 영양분은 혈액을 타고 온몸으로 운반되지만 과식으로 혈액 속 영양분이 너무 많으면 혈액과 혈관 상태도 나빠진다.

'과식하는 사람'의 대부분은 밥과 면류, 빵, 단것 등 '당질'이 많은 음식이나 고기, 기름 등 '지질'을 과다 섭취한다.

그리고 자세한 것은 뒤에서 다루겠지만 당질과 지질을 과다 섭취하면 혈액 속 중성지방과 '유해 콜레스테롤'인 LDL콜레스테롤이 증가해 혈관벽에 달라붙는다.

중성지방과 LDL콜레스테롤이 달라붙으면 그만큼 혈관이 좁아진다.
그 결과, 혈액의 흐름이 악화되어 다음과 같은 증상을 초래하게 된다.

- 영양이 몸 구석구석까지 공급되지 않고, 노폐물이 완전히 배출되지 않아 피로와 냉증, 피부 트러블 등이 발생한다.
- 혈관과 심장에 큰 부담을 주어 혈압이 상승하고 동맥경화가 생겨 뇌경색, 심근경색, 뇌출혈, 심부전 등을 일으킬 위험도 높아진다.

나아가 당질이 많은 음식을 과다하게 섭취하면 혈당치가 올라가며, 이 상태가 계속되면 당뇨병에 걸릴 위험도 높아지는 것이다.

무한대로 커지기 때문에 더욱 무서운 지방세포

나아가 또 한 가지.

과식의 폐해로 잊지 말아야 할 것이 '내장지방'이다.

음식으로 얻은 당질과 지질은 체내에서 다음의 용도로 사용된다.

- 뇌와 근육, 내장 등이 일할 때 필요한 에너지
- 세포의 재료

다만 다 사용하지 못하고 남은 나머지는 모두 에너지로 사용하기 때문에 우선 근육과 간장에 저장한다.
하지만 근육과 간장의 저장 공간에는 한계가 있어 그다지 많은 양을 축적하지 못한다.

그러면 몸은 근육과 간장에도 다 저장하지 못한 여분의 에너지를 무서운 방법으로 축적하려 한다.
에너지를 중성지방으로 바꾸어 지방세포에 저장하는 것이다.

매우 귀찮은 방법이지만 어쩔 수가 없다.

지방세포는 유연성이 좋아 자신의 몸을 원래 크기보다 몇 배나 크게 부풀려 중성지방을 쌓아둘 수 있다.

이것이 '지방이 붙는다', '지방이 늘어난다'라고 말하는 상태인데, 이렇게 한없이 용량을 늘일 수 있는 기관은 사람의 몸 중에서 지방세포뿐이다.

또한 뒤에 자세하게 설명하겠지만 비대화된 지방세포에서는 'TNF-α'나 'IL-6'와 같은 '유해 호르몬을 분비하여 당뇨병과 고혈압, 만성 염증 등의 상태를 초래하기 때문에 암에 걸릴 위험도 커진다. 덧붙이자면 지방은 크게 피하지방과 내장지방 2종류로 구분된다.

피하지방은 문자 그대로 '피부 밑에 있는 지방'으로 체표 면적을 덮고 있으며, 내장지방은 내장 주변에 축적되는 지방이다.

전체적으로 지방이 붙은 사람은 피하지방이 많은 사람, 말랐는데 배만 불룩하게 나온 '대사증후군 체형'의 사람은 내장지방이 많은 사람이라 할 수 있다.

군이 구분하자면 피하지방은 여성에게 잘 붙는 데, 반해 내장 지방은 남성에게 잘 붙는다고 한다.

과도하게 증가한 지방이
혈액과 림프의 흐름을 악화시킨다

우리는 지방을 '다이어트의 적', '건강의 적'으로 간주하고 악당 취급을 하기 쉬운데, 사실 지방은 다음의 기능을 하고 있다.

- 에너지를 저장한다.

- 체온을 유지한다.

- 내장의 위치를 유지한다.

- 쿠션의 역할을 하여 외부의 자극으로부터 몸을 보호한다.

- 호르몬과 담즙 등의 원료가 된다.

- 각종 비타민의 흡수를 돕는다.

다시 말해 인간에게 있어 없어서는 안 되는 주요 성분이지만 지방이 필요 이상으로 증가하면 몸에는 다양한 영향을 미치게 된다.

우선 지방이 붙어 체중이 증가하면 외모가 변할 뿐 아니라 발목에 부담을 주어 통증이 생길 수 있다.

목 주변의 지방이 증가하면 기도를 압박해 잠을 자는 동안 무호흡 증후군에 빠질 가능성이 높아 질 좋은 수면을 취할 수가 없다.

나아가 혈액과 림프의 흐름도 악화된다.

일반적으로 음식으로 섭취한 영양은 혈관에서 흡수하고, 몸에 불필요한 성분이나 노폐물은 다시 혈관과 림프관을 타고 몸 밖으로 배출된다.

하지만 비대화된 지방이 혈관과 림프관을 압박하면 혈액과 림프의 흐름이 악화되고 심장에 부담을 주어 고혈압과 심부전, 부종 등의 원인이 된다.

그 결과, 심장 질환에 걸릴 위험이 높아지고, 몸 전체 각 기관의
기능이 나빠지는 등 몸에 다양한 이상이 나타나게 되는 것이다.

피하지방보다 성질이 나쁜, 유해 호르몬을 분비하는 내장지방

그리고 잘 알려지지 않았지만 지방세포는 다양한 호르몬을
분비하여 몸의 기능을 조절하는 역할도 한다.

보통은 다음과 같이 몸에 좋은 기능을 하는 호르몬(유익 호르
몬)을 분비한다.

- 여성호르몬 '에스트로겐'
- 식욕을 억제하고 에너지 소비를 늘리는 '렙틴((leptin)'
- 손상된 혈관을 복구하고, 당과 지방을 연소시키며 종양의 증식을
  억제하는 '아디포넥틴(adiponectin)'

하지만 지방이 커지면 호르몬의 분비 구조에 문제가 생겨 유익 호르몬은 줄고, 대신에 다음과 같은 몸에 나쁜 기능을 하는 '유해 호르몬'의 분비가 증가한다.

- 혈당치를 높여 당뇨병에 걸릴 위험을 높이는 'TNF-α(tumor necrosis factor-α)'
- 만성 염증을 일으켜 암과 당뇨병, 류마티즘 발병의 원인이 되는 'IL-6(interleukin 6)'
- 혈전(혈관 내에 생기는 핏덩어리)의 용해를 저해하는 'PAI-1 (plasminogen activator inhibitor 1)'

다시 말해 과식으로 지방이 지나치게 증가하면 유해 호르몬의 작용으로 다양한 증상이 나타난다.

- 혈관의 상처가 복구되지 않는다.
- 혈전이 녹지 않는다.
- 종양이 증식한다.
- 혈당치가 상승한다.

당뇨병, 뇌출혈, 뇌경색과 심근경색, 암 등이 발병할 위험이 높아지는 것이다.

또한 내장지방은 피하지방에 비해 더 많은 유해 호르몬을 분비하는 것으로 알려졌다.

통통한 사람보다도 대사증후군 체형의 사람이 생활습관병에 걸리기 쉬운 이유는 이것 때문이다.

노화와 더불어
과식으로 인한 피해가 커진다

이렇게 1일 3식을 하는 식습관과 과식은 몸에 크고 작은 다양한 손상을 준다.

게다가 그 손상은 다음과 같은 이유에서 나이가 들어감에 따라 더욱 커진다.

- 대사가 저하되어 같은 양을 먹어도 '과식'이 되기 쉽다.
- 세포의 노화가 진행되어 체내 각 기관과 혈관의 탄력이 떨어진다.

그러면 도대체 식사의 횟수나 내용을 어떻게 조절하는 것이 좋을까? 어떻게 하면 과식으로 인한 해를 예방할 수 있을까?

아마도 여러분 중에는 이렇게 생각하는 사람도 있을 것이다.

'칼로리 계산을 해서 먹어야 해'
'먹어도 좋은 것과 먹으면 안 되는 것을 선별해서 먹어야 해'

하지만 그런 귀찮은 생각을 할 필요가 없다.

과식의 폐해로부터 몸을 보호하고 건강과 젊음을 유지하는 좀더 간단한 방법이 있기 때문이다.

4

최고의 명약

미국의 최신 연구가 증명
'공복'이야말로
장수와 건강의 열쇠

미국의 연구에서 밝혀진
'공복'의 효과

　과식의 폐해로부터 몸을 보호하고 건강과 젊음을 유지하는 간단한 방법이 있다.

　그것은 바로

　'음식을 먹지 않는 시간(공복 상태)을 만드는 것'이다.

　최근 미국의 의학계에서는 공복(단식)과 건강에 관한 연구가 활발하게 진행되고 있으며, 그와 관련된 수많은 논문이 발표되고 있다.

　예전부터 '칼로리 섭취를 삼가는 것이 다양한 질병을 멀리하고 장수하는 길이다'라는 사실은 알려져 있었다. 그런데 최근 논문들은 단식을 하는 것이 체중과 체지방의 감소로 이어지며,

- 당뇨병
- 악성 종양(암)

- 심혈관 질환(심근경색과 협심증 등)
- 신경변성 질환(알츠하이머병, 파킨슨병 등)

등의 질병을 예방하는 데 효과적임을 밝히고 있다.

'공복'과 '단식'은 그렇게 어렵지 않다

여러분 중에는 '공복'이나 '단식'이란 말을 들으면 '왠지 힘들 것 같다'라거나 '나는 단식을 할 수 없다!'라며 거부감을 토로하는 사람이 있을 것이다.

하지만 내가 제안하는 식사법은 일반적으로 말하는 '단식'과는 꽤 다르다. 왜냐하면 누구나 무리하지 않고 마음껏 음식을 먹으면서 '공복'이 가져오는 효과를 누릴 수 있는 방법이기 때문이다.

'단식'이란 말에서는 수도승처럼 비쩍 마르고 야윈 사람을 떠올리기 쉬운데 우선 그런 고정관념은 버리도록 하자.

예컨대, 여러분은 다음과 같은 경험을 하지 않았는가?

- 업무와 가사, 육아 등에 쫓겨 식사할 시간조차 없는 탓에 거의 온종일 아무것도 먹지 못했다.
- 취미 활동에 심취하여 몇 시간이나 먹는 것을 잊은 적이 있다.
- 휴일에 이불 속에서 시간을 보내다 보니 전날 밤 이후 아무것도 먹지 않은 것을 깨달았다.

내가 보기에는 이것도 훌륭한 '단식'이다.

'꼬르륵 소리가 나는 배를 필사적으로 끌어안고 꼬박 하루, 혹은 며칠을 물만 먹으며 지내는 식'의 과혹한 짓을 할 필요가 없다.

가능한 한 무리 없이 공복 시간을 만들어 다음을 가능하게 하는 것이 중요하다.

- 위장과 간장 등을 쉬게 하기
- 연소시켜 지방을 줄이기
- 혈액의 상태를 개선시키기

수면 시간 8시간+8시간의 공복으로
효과를 최대한 얻을 수 있다!

그러면 구체적으로 얼마동안 공복 시간을 만들어야 할까?

현재, 시중에는 '단식'과 관련된 다양한 정보들이 넘쳐나고
있다.

저마다 단식을 하는 시간이나 단식 중에 먹어도 좋은 음식들
이 달라 도대체 무엇을 믿어야 할지 알 수 없는 사람도 있을 것

이다.

나는 지금까지 한 사람의 의사로서 '단식'에 관한 다양한 논문들을 읽었으며, 혈당치 조절에 힘들어하는 당뇨병 환자들의 치료를 담당해왔다.

나아가 스스로도 '단식'을 실천하며 심혈을 기울여 효과를 관찰하고 어떻게 하면 '공복'의 효과를 극대화할 수 있을지 생각해 왔다.

16시간이 길다고 생각하는 사람도 있겠지만 수면 시간을 잘 활용하면 무리 없이 실행할 수 있을 것이다.

예컨대, 하루 8시간 잠을 자는 사람의 경우에는 기상 후 8시간을, 주말이면 늘 10~12시간 정도 잠을 자는 사람이라면 기상한 뒤에 4~5시간을 공복으로 지내면 음식을 먹지 않고 16시간을 보낼 수 있다.

어떤가?

이렇게 보면 나도 어떻게든 해낼 수 있겠다는 생각이 들지 않는가?

물론 갑자기 16시간은 어렵다거나 평일은 힘들다고 느껴지는 사람은 우선 할 수 있는 범위에서 시작해도 괜찮으며, 주말에만 실천해도 상관없다.

'공복'이 인간 본연의 생명력을 깨운다
최신 연구에서 밝혀진 '자가포식'의 기적

내가 굳이 16시간에 집착하는 데는 이유가 있다.

우선 마지막으로 음식을 먹은 뒤로 10시간 정도가 흐르면 간장에 저장된 당이 소모되어 지방을 분해, 에너지로 사용할 수 있게 된다.

그리고 16시간이 지나면 이번에는 몸속에서 '자가포식'이 기능하기 시작한다.

여기서 '자가포식'이란 그다지 친숙하지 않은 하지만 매우 중요한 단어에 대해 간단하게 설명하겠다.

우리의 몸은 약 60조 개의 세포로 이루어져 있으며, 세포는 주로 단백질로 만들어진다.

일상생활 속에서 낡거나 부서진 단백질은 대부분 몸 밖으로 배출되는데 배출되지 못하고 남은 것은 세포 내에 그대로 쌓여 세포를 약화시키고 다양한 신체 이상과 질병의 원인이 된다.

한편 우리는 평소 음식에서 영양을 섭취하고 필요한 단백질을 만든다.

하지만 어떠한 원인으로 영양분이 들어오지 않으면 몸은 스스로 생존을 위해 어떻게든 몸 안에 있는 것으로 단백질을 만들려고 한다.

그래서 오래되거나 파괴된 세포 속 단백질을 모아 분해하고, 그것을 바탕으로 새로운 단백질을 만드는 것이다.

또한 각 세포 안에는 미토콘드리아라는 수많은 소기관(1개의 세포에 수백 개에서 수천 개)이 존재한다.

미토콘드리아는 산소 호흡을 하는데, 음식에서 흡수한 영양과 호흡으로 얻은 산소를 이용해 세포의 활동에 필요한 '아데노신삼인산(Adenosine Tri-Phosphate, ATP)'이라는 에너지를 만들어낸다.

세포 내에 젊고 건강한 미토콘드리아가 많을수록 에너지를 많이 얻은 사람은 젊음과 건강을 유지할 수 있는데, 자가포식에 의해 이 미토콘드리아도 새롭게 다시 태어난다.

다시 말해 자가포식이란 오래된 세포를 내부로부터 다시 새롭게 만들어 내는 구조라 할 수 있다.

세포가 다시 태어나면 몸에 불필요한 물질과 노폐물이 한번에 청소되어 세포와 조직, 기관의 기능이 활성화되어 질병에 잘 걸리기 않는 건강한 몸이 되는 것이다.

나아가 자가포식에는 세포 속에 침입한 병원균을 분해, 정회하는 기능도 있어 건강을 위해서는 반드시 필요한 구조인 것이다.

공복이 세포가 다시 태어나는 스위치가 된다

다만 자가포식에는 한가지 특징이 있다.

음식으로 얻은 영양이 충분한 상태에서는 자가포식이 좀처럼 작동하지 않는다는 것이다.

왜냐하면 자가포식은 몸과 세포가 강한 스트레스를 받았을 때에 살아남도록 체내에 심어진 시스템으로, 세포가 기아 상태에 놓였을 때나 저(低)산소 상태가 되었을 때 기능이 활성화되기 때문이다.

예컨대, 마지막으로 음식을 먹고 나서 16시간 정도가 지나지 않으면 자가포식은 활성화되지 않는다.

다시 말해 공복 시간을 만들지 않으면 자가포식을 활성화해 세포를 새롭게 만들 수 없는 것이다.

반대로 비록 1주일에 단 한번이라도 수면 시간과 더불어 몇 시간 동안을 '음식을 먹지 않는 시간'을 만들면 내장을 쉬게 하고, 지방을 감소시키고, 혈액의 상태를 개선하는 효과와 함께 자가포식에 의한 세포의 재탄생 효과를 누릴 수 있는 것이다.

한편 2016년에는 도쿄공업대학의 오스미 요시노리(大隅良典) 교수가 자가포식에 관한 연구로 노벨생리학, 의학상을 수상했다.

자가포식은 지금 전 세계가 주목하고 있다고 할 수 있다.

'공복'은 1일 3회의 식사 습관과 과식이 몸에 준 손상을 리셋하고 몸을 내부로부터 소생시켜준다.

바로 공복이야말로 가장 좋은 약인 것이다.

제2장에서는 무리 없이 공복을 실천할 수 있도록 구체적인 방법을 소개한다.

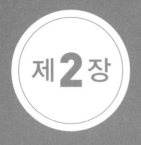

제 **2** 장

무리 없이
'공복'을 만들어
몸을 되살리는
식사법

1

최고의 명약

수면 8시간+8시간의 공복으로 몸에 기적이 일어난다

규칙은 단 하나. 수면 8시간+8시간의 공복을 실천하는 것뿐

내장 기관을 쉬게 하고 지방을 태우며, 혈행을 개선시키고 자가포식으로 세포가 새롭게 태어난다.

이로써 몸을 리셋시켜 몸도 마음도 젊고 건강해진다.

제2장에서는 이를 가능하게 할 궁극의 식사법을 여러분에게 소개하겠다.

이 식사법은 '적어도 하루에 ○○가지 식품을 섭취해야 한다'거나 '○이나 △는 먹으면 안 된다' 등의 지켜야 할 성가신 규칙 따위는 없다.

중요한 규칙은 단 하나.

하루 중 수면 시간 플러스(+) ○○시간,

아무것도 먹지 않는 시간(공복 시간)을 만든다.

이것뿐이다.

수면 시간과 일어나 '음식을 먹지 않는 시간'을 더해 연속 10시간 이상이 되면 지방의 분해가 시작되고 16시간 이상이 되면 자가포식 기능이 활성화되기 시작한다.

예컨대, 8시간 잠을 자는 사람이라면 수면 시간과 더불어 8시간 동안 음식을 먹지 않을 경우 연속해서 16시간 공복 상태가 된다.

수면 시간 전후로 고르게 배분하면 잠자기 4시간 전, 일어난 후 4시간을 음식을 먹지 않고 지내면 목표를 달성할 수 있다.

가능하면 매일, 공복 시간을 갖는 것이 이상적이지만 일과 가정 형편상 어려운 경우도 있을 것이다.

그때는 주말을 이용해 주 1회만 해도 상관없다.

그 정도로도 몸의 리셋 효과를 충분히 느낄 수 있을 것이다.

식사 때는 무엇을 얼마만큼 먹던 자유!

시작하고 한동안은 '갑자기 4시간을 아무것도 먹지 않고 지내기 힘들다', '일어난 후, 공복감이 너무 크다'라고 느끼는 사람도 있을 것이다.

이때는 2시간이든 3시간이든 가능한 범위에서 시작해 보자.

어떤 경우든 몸이 공복에 익숙해질 것이다.

또한 '공복 중에 너무 배가 고프다', '공복으로 집중력이 떨어져 일에 집중할 수 없다'라는 사람도 있을 수 있다.

이 경우에는

공복 중이라도 견과류 정도라면
얼마든지 먹어도 상관없다.

공복 중에 먹어도 좋은 식품에 관해서는 뒤에 자세히 소개하
겠다.

나아가 이 식사법은

기본적으로 공복 시간 이외에는
무엇을 먹어도 상관없다.

아무래도 공복을 시작한 후 한동안은 공복이 끝나는 순간 밥
이나 면류, 빵 등 당질이 많은 음식이나 단맛 음식, 고기 종류가
먹고 싶어지는 사람도 있을 것이다.

하지만 몸이 공복에 익숙해지고 '공복력'이 단련되면 조금씩

그런 '폭식'을 하지 않게 될 것이다.

이상이 이 식사법의 '규칙'이다.

어떤가, 이것만으로 몸이 리셋되어 건강과 젊음을 얻을 수 있다면 시도해 보고 싶지 않은가?

2

최고의 명약

공복 동안,
몸에서는 어떤 기적이
일어날까

내장의 기능을 부활시켜
활성산소의 피해로부터 몸을 보호한다
'공복'의 기적①

그러면 여기서 이 식사법에 대해 말하겠다. 어떤 효과를 얻을 수 있는지, 그리고 몸에 어떤 일이 일어나는지를 여러분에게 설명하겠다.

일정한 공복(空腹) 시간을 만들면, 우선 내장(內臟)의 기능이 개선된다.

제1장에서 이야기한 것처럼 1일 3회의 식사를 하거나 과식을 하면 직전에 먹은 것을 소화시키는 동안 다음 음식이 또 체내로 들어오기 때문에 내장은 쉼 없이 계속 일을 하게 되고 결국 피폐해지고 만다.

그러면 위(胃)와 장(腸), 간장(肝臟) 등의 기능이 저하되어 영양을 충분히 흡수하지 못하고, '노폐물을 깨끗이 배출'하지 못하는 일이 생기기 시작한다.

또한 장내 환경이 악화되면 면역력도 떨어지기 때문에 컨디션이 악화되고 질병에 취약해진다.

하지만 1주일에 한 번이라도 일정한 공복 시간을 만들면 내장은 충분히 쉴 수 있다.

그 결과, 내장의 피로가 리셋되어 맡은 일을 제대로 해냄으로써 설사나 변비, 알레르기 또는 컨디션 불량 등의 증상들이 개선될 것이다.

나아가 공복 탓에 일시적으로 영양이 부족해지면 활성산소를 제거하는 항산화 효소가 증가해
활성산소의 양이 감소한다
고 한다.

다시 말해 활성산소가 초래하는 세포의 노화와 질병을 예방할 수 있는 것이다.

지방의 분해, 혈류 개선으로 생활습관병을 모두 멀리할 수 있다
'공복'의 기적②

이뿐만이 아니다.

마지막으로 음식을 먹은 뒤 10시간 정도가 지났을 무렵부터 체내에서는

지방의 분해가 시작된다.

우리가 식사로 섭취한 당질은 창자에서 소화, 흡수되어 혈액을 타고 간장으로, 나아가 온몸으로 운반된다.

당질은 뇌와 근육, 내장 등이 일할 때 에너지원으로 사용되지

만 여분의 당질 일부는 근육과 간장에 글리코겐으로 저장되고, 여기서도 다 저장하지 못한 나머지는 지방이 되어 지방세포에 축적된다.

장시간 음식을 섭취하지 않으면 외부로부터 탄수화물을 보충할 수 없게 되므로 몸은 우선 간장에 축적된 글리코겐을 이용해 에너지를 만든다.

하지만 마지막으로 음식을 먹고 나서 10시간 정도가 지나면 간장에 축적된 글리코겐도 바닥이 나므로 몸은 지방을 분해해 에너지원으로 바꾼다.

다시 말해 공복 시간이 길어지면 길어질수록 체내 여분의 지방이 분해되어 감소하게 된다.

특히 내장지방은 피하지방에 비해 쉽게 분해되는 특징을 지니고 있다.

또한 지방이 분해되면 혈액 속 지질이 줄어 압박을 받던 혈관이 해방되며, 총 12~24시간 동안 음식을 먹지 않고 공복 상태로 있으면 혈액 속 당질도 20% 정도 떨어진다고 한다.

따라서 혈액과 혈관의 상태가 개선되어 혈류가 개선되고 고혈압과 혈행 불량에 따른 컨디션 불량도 줄어들 것이다.

내장지방과 혈관장애는 암과 당뇨병, 동맥경화, 심장 질환과 뇌혈관 질환과 같은 생활습관병을 유발하는 큰 원인이지만 공복 시간을 만들면 이런 질병에 걸릴 위험을 크게 낮출 수 있는 것이다.

자가포식으로
젊고 건강한 몸을 얻는다
'공복'의 기적③

하지만 공복이 우리 몸에 미치는 영향 중 가장 큰 장점은 무엇보다도 '자가포식'에 있다.

 이미 언급한 바와 같이 자가포식이란, 세포 내 오래된 단백질을 제거하고 새롭게 다시 만드는 구조다.

 다시 말해 세포가 안에서부터 다시 태어나는 것이다.

 때문에 자가포식은 암과 당뇨병을 비롯한 생활습관병, 알츠하이머병, 감염 질환 등을 예방하고 피부와 근육 등의 노화를 방지하는 효과가 있다고 한다.

 한편 낡은 미토콘드리아는 에너지의 생성량이 적은 데다 대량의 활성산소를 발생시키는데, 자가포식으로 새롭게 태어나면 보다 많은 에너지를 만들어낼 수 있어 활성산소의 양이 감소한다.

 건강과 젊음을 유지하는 데 자가포식으로 받는 혜택은 다 헤아릴 수 없을 정도다.

또한 공복 시간을 만들면 대사물질인 케톤체(ketone bodies)
가 증가한다고 한다.

케톤체란 체내 중성지방과 근육이 분해되어 만들어내는 에너
지원이다. 케톤체는 활성산소와 염증으로부터 신경세포를 보
호해 주는 역할을 한다.

케톤체도 공복으로 얻을 수 있는 장점 중 하나라 할 수 있다.

3

최고의 명약

수면 시간을 잘 이용해
무리 없이
공복 시간을 만든다

공복 시간에
수면 시간을 넣어 설정한다

지금부터는 '공복 시간'을 어떻게 만들면 좋은지 구체적으로 살펴보도록 하겠다.

우선은 시간대로,
가능하면

수면 시간 전후로 공복 시간을 배치하도록 하자.

이렇게 하면 무리 없이 일정한 공복 시간을 만들 수 있다.

또한 2016년, 일본의 행정기관인 총무성이 실시한 조사에 따르면 일본인(10세 이상)의 평균 수면 시간은 7시간 42분이었다고 한다.

개인차는 있지만 아마 여러분도 하루에 6~8시간 정도 잠을 자고 있을 것이다.

자면서 음식을 먹는 사람은 없으며 수면 중에는 공복을 느끼지도 않는다.

한편 자고 있는 동안에도 뇌와 체내 각 세포, 조직은 일을 하고 있어 에너지 소비와 신진대사가 이루어진다.

다시 말해 수면 시간을 잘 이용하면 '배가 고프다', '무언가 먹고 싶다'라는 생각을 하지 않으면서 몸을 기아 상태로 만들 수 있다.

16시간의 공복 시간 중, 6~8시간을 수면으로 할애하면 '깨어 있으면서 음식을 먹지 않는 시간'이 8~10시간 정도면 되는 것이다.

가능한 한 시간을
생체리듬(circadian rhythm)에 맞춰 설정한다

또한 야간에 음식을 먹지 않는 것은 생체리듬에도 맞는다.

생체리듬이란 이른바 '체내시계'를 말하는데, 생물이 태어나면서 지니고 있는 생활 리듬을 말한다.

체내시계는 우리의 몸 거의 모든 세포에 존재하며 '시계 유전자'라 불리는 유전자가 조종하고 있다.

우리 인간은 기본적으로 지구의 자전주기에 맞춰 낮 동안은 활동하고, 밤이 되면 휴식을 하는 리듬에 따라 생활한다.

교감신경이 우위에 있는 낮 동안은 체온이 오르고 뇌와 몸을 긴장, 흥분시키는 아드레날린과 항(抗)스트레스 호르몬인 코르티솔(cortisol)이 분비되어 우리의 몸은 '활동 모드'로 바뀐다.

반면 밤이 되면 부교감신경이 활성화되어 체온이 내려가고 수면을 촉진하는 멜라닌과 성장호르몬이 분비되면서 몸이 '휴식 모드'로 들어간다.

그러므로 활동하며 에너지 소비량이 많은 낮 동안에 식사를 하고 휴식에 들어가는 밤에는 음식을 삼가는 것이 원래 인간이 지닌 생체리듬에 맞는 것이다.

단, 너무 배가 고픈 상태에서는 공복감이 들어 잠을 자기가 어렵고 반대로 식사를 하고 바로 잠을 자면 소화불량이 생기거나 깊이 잠을 못 이룰 뿐 아니라 위산이 역류해 역류성 식도염이 생길 수 있다.

그래서 다음과 같이 식사 시간을 수면 시간의 앞뒤로 적당히 분산시키는 것이 좋다.

"저녁식사를 하고 나서 2~4시간 후에 잠자리에 든다. 그리고 6~8시간 정도 수면을 취한 뒤 깨어나 5시간 이상이 경과했을 때 식사를 한다.”

108쪽 이후에 좀더 구체적인 사례를 소개하므로 꼭 참고하도
록 하자.

4

먹고 싶어지면 참지 말고
견과류 등으로
빈속을 달랜다

견과류의 힘을 빌려
'공복력'을 단련한다

여러분 중에는 '일어나 4~5시간이나 아무것도 먹지 않으면 역시 배가 고파 힘들지 않을까?', '좀처럼 일에 집중을 할 수 없게 될 텐데' 등의 생각을 하는 사람이 있을 수 있다.

특히 처음 한동안은 오랜 세월의 습관 탓에 조금이라도 허기가 느껴지면 이내 무언가를 먹고 싶어지기도 할 것이다.

그럴 때는 과연 어떻게 해야 할까?

그저 계속 참기만 하는 것도 쉽지 않은 일이므로 나는,

견과류(가능하면 조미료를 첨가하지 않고 그대로 구운 것) 섭취를 추천한다.

견과류는 고대인들이 주식으로 삼았던 식품으로, 특히 조미료를 첨가하지 않고 그대로 구운 것이라면 저(低)당질에 나트

륨도 적은 반면 양질의 지방이 들어 있다.

혈당치의 급격한 상승을 억제하는 동시에 소량으로 포만감을 얻을 수 있는 것이 특징이다.

덧붙이자면 최근 견과류는 현대인에게 부족하기 쉬운 비타민과 미네랄, 식이섬유 등의 영양소가 고르게 들어 있고 건강과 미용에 좋다고 하여 주목을 받고 있다.

예컨대, 아몬드에는 식이섬유와 철분, 항산화 작용을 하는 비타민 E 등이 많이 들어 있다.

또한 피스타치오나 호두, 캐슈너트, 마카다미아, 헤이즐넛 등에도 식이섬유와 비타민 E 그리고 몸의 만성적 염증을 억제해 생활습관병의 예방에도 효과가 있는 불포화지방산, 지방의 연소를 촉진시키는 비타민 B_2, 아연과 칼륨, 마그네슘 등의 미네랄이 들어 있다.

게다가 놀랍게도 견과류에 많이 들어 있는 불포화지방산이 자가포식을 활성화시킨다는 사실도 연구 단계이지만 보고되고 있다.

소량으로 공복감을 달래주고 포만감을 주며 몸에 필요한 동시에 건강과 미용에 효과적인 영양소를 섭취할 수 있는 견과류야말로 이 식사법의 믿음직스런 파트너라 할 수 있다.

다양한 견과류가 들어 있는 믹스 견과류라면 다양한 맛을 즐기면서 보다 많은 영양소를 섭취할 수 있다.

그리고 흔히 '고(高)칼로리, 고(高)지방인 견과류는 과식하지 않도록 주의'하라고 하는데, 이 식사법에서는 크게 신경 쓰지 않아도 괜찮다.

어디까지나 '공복력'이 붙을 때까지 일시적으로 먹는 것 일 뿐, 장기적으로 과다 섭취를 하게 될 우려는 없기 때문이다.

'긴 시간, 식사를 하지 않는 것'에 익숙해질 때까지는 아무래도 배가 고픈 것에 신경이 쓰이거나 일에 집중이 안 될 수도 있다.

그때는 견과류를 원하는 만큼 먹자. 그러면 공복감은 간단히 해소할 수 있다.

그리고 견과류의 힘을 빌어 공복력을 단련하면 마침내 오랜 시간 음식을 먹지 않아도 공복감을 크게 느끼지 않게 될 것이다.

견과류를 싫어하는 사람은
샐러드나 치즈, 달콤한 음료수 등을

견과류를 좋아하지 않는 사람, 견과류에 알레르기가 있는 사람은 공복 동안에

• 생(生)채소 샐러드

• 치즈

• 요구르트

등으로 빈속을 채워도 괜찮다.

밥과 면류, 빵, 고기 등의 '음식물 덩어리'가 아니라면 상관없는 것이다.

그리고 공복력을 기를 때까지의 짧은 기간이라면 캔커피 혹은 콜라를 비롯한 탄산음료를 마셔도 괜찮은데, 가능하면 인공감미료를 사용한 제로 칼로리의 식품을 추천한다.

제로 칼로리의 음료수라면 혈당치가 오르지 않기 때문이다.

단, 장기간에 걸친 인공감미료의 섭취는 장내 환경을 악화시키거나 인슐린의 기능을 방해하며, 만성 염증을 일으켜 비만을 초래하기도 한다.

한편 이 식사법을 시작하고 얼마 되지 않았을 때 '먹어도 좋은 시간'에 자신도 모르게 공복에 대한 반동으로 폭식을 하는 사람이 있을 수 있다.

하지만 '장시간 음식을 먹지 않는' 생활에 익숙해지면(공복력이 붙으면), 중간중간 견과류를 먹거나 그 이외의 시간에 폭식을 하지 않아도 괜찮은 몸이 되어 간다.

그때까지는 어쨌든 가능한 한, 공복 시간을 만드는 것에 목표를 두자.

중요한 것은
무리하지 않고 오래 지속하는 것이다.

5

최고의 명약

'공복 시간'을 언제로 할까?
생활 유형별
실행 스케줄

사람에 따라 실행하기 쉬운
시간대가 다르다

한마디로 '16시간 이상 공복 시간을 만든다'고 해도 저마다 각각의 생활 리듬에 따라 실행하기 쉬운 시간대가 다르다.

이미 말한 것처럼 수면 시간을 전후로 배치하는 것이 가장 무리 없이 할 수 있는 방법이며, 생체리듬에도 맞으므로 가장 이상적이다.

하지만 간혹 '아침과 저녁식사를 든든히 먹으면 점심은 걸러도 좋다'는 사람도 있을 것이다.

그래서 여기서는 밤 동안에 공복 시간을 만드는 경우, 점심에 공복 시간을 만드는 경우 두 패턴의 모델을 각각 소개한다.

어느 방법이 좀더 자신에게 맞는지, 무리 없이 실행할 수 있는지를 고려하여 자신의 생활 리듬에 맞춰 응용해 보자.

[패턴1 야간에 공복 시간을 만들 경우]

타임스케줄

6시 기상

(이 사이에 만일 공복을 느낀다면 견과류를 먹는다.)

10시 아침식사

(이 사이에는 좋아하는 음식을 먹어도 괜찮다.)

18시 저녁식사

22시 취침

음식을 먹지 않는 시간대 18시~익일 10시

이 패턴이 적합한 사람

• 65세 이상 혹은 주부

• 가능한 한 공복감을 줄이고 싶은 사람

• 비교적 저녁식사를 일찍 할 수 있는 사람

이 패턴의 장점 및 주의할 점

• 생체리듬에 맞으며 몸에 부담이 적다.

   때문에 노화와 질병 예방 효과가 높다.

• 공복 시간에 수면 시간을 배치할 수 있기 때문에 무리 없이 실행할

   수 있다.

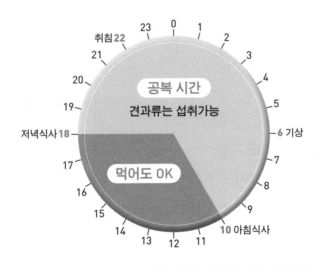

[패턴1] 일찍 저녁식사를 할 수 있는 사람에게 추천

[패턴2 낮 동안에 공복 시간을 만들 경우]

타임스케줄

6시 기상 · 아침식사

(이 사이에 만일 공복을 느낀다면 견과류를 먹는다.)

22시 저녁식사

0시 취침

음식을 먹지 않는 시간대 6시~22시

이 패턴이 적합한 사람

• 아침에 식사를 하지 않으면 오전 중 업무에 지장이 생기는 사람

• 잔업이 많아 대체로 저녁식사가 늦어지는 사람

• 업무에 집중하는 동안에는 그다지 허기를 느끼지 않는 사람 등등

이 패턴의 장점 및 주의할 점

- 점심식사를 하지 않기 때문에 잠이 쏟아지는 일이 없어져 업무 효율이 올라간다.

  그리고 점심식사 시간을 업무에 활용할 수 있으며, 식사 비용도 절약할 수 있다.

- 아침은 먹어도 먹지 않아도 좋지만 밥과 면류, 빵 등을 먹으면 낮 동안 공복감이 강해진다. 아침식사를 하는 경우는 가능한 한 샐러드나 달걀요리, 고기, 생선 등 단백질 중심의 식사를 한다.

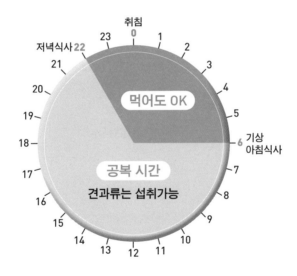

[패턴2] 늦은 시간에 저녁식사를 하는 사람에게 추천

예컨대, 정년을 맞이한 사람 등 오전 시간을 비교적 여유 있게 보낼 수 있는 사람이라면 패턴1을 기본으로,

아침 9시에 기상

17시 정도까지는 좋아하는 시간에 좋아하는 음식을 먹는다.

17시부터 다음날 아침 9시까지, 16시간은 음식을 먹지 않는다. (도저히 공복감이 느껴질 때는 견과류를 먹는다.)

이 같은 시간 계획을 짜는 것도 좋다.

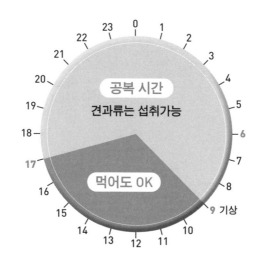

정년을 맞은 사람에게 추천하는 패턴

한편 업무 관계 상 '패턴2를 실행하는데, 점심 미팅이 생겨 식사를 해야만 하는 상황이 되었다', '패턴1을 실행하고 있는데 늦은 시간대에 회식이 잡혔다' 등의 경우가 있을 수 있다.

이런 경우는 '평소에는 패턴2로 생활하지만 한동안 점심 미팅이 계속될 것이므로 패턴1에 따라 생활하자', '보통은 패턴1을 따르지만 송년회 시즌에는 패턴2로 생활하자' 등 상황에 따라 융통성 있게 대응하자.

1~2시간 정도는 오차 범위에 있고, '도저히 평일에 공복을 위한 16시간을 만들기가 어렵다'는 사람은 다음에 소개하는 것처럼 토요일에만 실천하는 방법도 있다.

'매일 정확히 16시간, 공복 시간을 만들어야 한다'라며 필사적으로 매달리는 것은 곤란하다. 가능한 한 무리하지 않고 오래 계속하는 것이 중요하기 때문이다.

6

최고의 명약

토요일은
최고의
'몸 리셋 타이밍'

매일 공복 시간을 만들기가 어렵다면
1주일에 하루만이라도

지금까지 1일 16시간 동안, 공복 시간을 만드는 식사 방법에 관해 설명했는데, 또 한 가지 여러분에게 소개할 것이 있다.

그것은
토요일이야말로
최고의 '몸 리셋 타이밍'
이라는 것이다.

특히 토요일에는 점심 무렵까지 느긋하게 잠을 잘 때가 많은 사람에게는 이 '토요일 리셋'을 추천한다.

여러분 중에는 업무와 관련된 미팅이 많아 평일에 장시간 공복 시간을 만들기가 어려운 사람도 있을 것이다.

그리고 이 식사법을 시작한 지 얼마 안 되어 '아무래도 업무를 처리하면서 공복이 신경 쓰인다'라는 사람이 있을 수 있다.

그런 경우는 우선 토요일에만 '음식을 먹지 않는 16시간'을 만들어 보자.

예컨대 전날, 20시쯤에 저녁식사를 하고 0시쯤 잠자리에 들어 다음날 한낮까지 잠을 잔다고 하자.

이것만으로 이미 공복 상태가 16시간이 된다.

평일에 공복 시간을 만들기보다 토요일에 공복 시간을 만드는 편이 훨씬 편할 것이다.

다만 어쩌면 여러분 중에는 '1주일에 1번만으로 정말 괜찮을까'하고 생각하는 사람도 있을 것이다.

물론 매일 공복 시간을 만들 수 있다면 보다 빨리 좀더 큰 효과를 볼 수 있겠지만 1주일에 한 번이라도 충분한 공복 시간을 만들면 그만큼 지방이 분해되고 자가포식도 활성화된다.

'1주일 동안 쌓인 과식 등으로 말미암아 몸이 받은 손상'을 주말 동안에 리셋한다.

　우선 이 정도의 가벼운 마음으로 토요일 리셋을 실천해 보자.

　매일 공복 시간을 만들려고 무리하기보다 할 수 있는 범위에서 오래 계속하는 것이 중요하다.

평일이 어려운 사람은 '음식을 먹지 않는 24시간'에 도전

　그리고 좀더 해볼 수 있다면 점심이나 저녁식사를 1번만 참고 꼭 '24시간 공복'에 도전해 보자.

　1주일에 '1회 꼬박 하루 동안, 음식을 먹지 않는' 상태를 만들면, 이 식사법의 효과가 더욱 높아질 것이다.

　공복 시간이 길면 길수록 지방의 분해가 진행되고, 자가포식도 더욱 활성화되기 때문이다.

앞에서 말했듯이 나 자신, 평일은 공복 시간을 13~14시간 정도로 하고, 휴일에 '음식을 먹지 않는 24시간'을 실천하고 있다.
어디까지나 한 끼 식사를 걸렀을 뿐, 어느 순간 문득 24시간이나 먹지 않은 것을 깨닫게 되는 정도이지 괴롭거나 힘들다고 생각한 적은 없다.

다만 '의외로 쉽다'고 해서 결코 24시간을 넘기는 '공복 시간'은 만들지 않도록 한다.

24시간 이상 음식을 먹지 않는 것은 몸에 부담이 커서 개인이 혼자 판단하는 것은 위험하기 때문이다.
만일 도전하고 싶다면 반드시 의사의 지시에 따라 실천 하도록 하자.

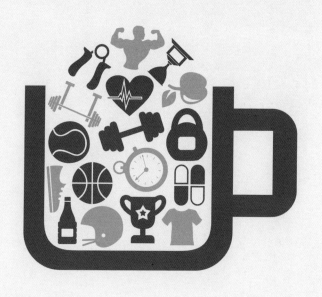

7

최고의 명약

감소한 근육은
간단한 근육 트레이닝으로
보완

궁극의 식사법이 지닌 단점은 근력이 떨어지는 것

자, 이 식사법에 관해 마지막으로 여러분에게 말해두어야 할 것이 하나 있다.

그것은 이 식사법을 실천할 때는 반드시 간단한 근육 트레이닝을 병행해야 한다는 점이다.

공복 시간을 만들면 하루의 총 섭취 칼로리가 줄고 체중도 감소한다.

물론 이때 내장지방이 분해되지만 동시에 인체에 필요한 근육도 감소하게 된다.

다시 말해 외부에서 (음식)에너지가 들어오지 않으면 몸은 지방뿐 아니라 근육(筋肉)을 태워 에너지로 전환시키려 하기 때문이다.

근육량이 감소하면 기초 대사량이 줄기 때문에 오히려 살이 찌기 쉬운 체질로 바뀌어 버린다. 특히 고령자는 몸을 지탱하는 것도 어려워질 수 있어 매우 위험하다.

모처럼 건강을 위해 시간을 만들었는데, 그렇게 되면 역효과가 날 수 있다.

특별한 근육 트레이닝이 아닌 생활 속에서 할 수 있는 트레이닝을

단, '근육 트레이닝'이라 해도 거창하게 특별한 것을 할 필요는 없다.

계단 오르내리기, 팔굽혀펴기나 복근 단련 운동, 스쿼트를 할 수 있는 횟수만큼 하는 정도로 충분하다.

실제로 나도 매일 이 식사법과 병행해 트레이닝을 하고 있는데, 예컨대, 아침에 팔굽혀펴기와 복근 운동을 하고 힘이 들면 멈추는 식으로 하고 있다.

과도한 운동은 활성산소(活性酸素)를 발생시키는 원인이 되기도 한다.

어쨌든 무리하지 않는 범위에서 해야 한다는 점을 명심하자.

또한 체중 60kg인 사람이 천천히 계단 오르내리기를 하면 약 100kcal가 소비된다고 한다. 이것은 체중 60kg인 사람이 12분 정도 조깅을 했을 때의 소비 칼로리와 맞먹는 운동인 것이다.

계단 오르내리기도 일상생활 속에서 할 수 있는 훌륭한 유산소 운동인 것이다.

중성지방이 크게 감소하고 지방간이 개선!

50대 남성, 회사원

내가 아오키 선생의 클리닉을 방문한 계기는 회사에서 실시한 건강진단에서 지방간이란 결과를 받고 개선해야 할 필요가 있었기 때문이다.

덧붙이자면 중성지방은 338mg/dl, GOT, GPT는 각각 37IU/I, 62IU/I, 유해 콜레스테롤은 135mg/dl로, 모두 기준치를 크게 벗어나 있었으며 수면 시 무호흡 증후군까지 동반되고 있었다.

아오키 선생에게 공복 시간 만들기를 권유받은 뒤, 평일은 아침 7시 반부터 밤 10시까지 14~15시간, 주말 하루만 밤 10시부터 낮 2시까지 16시간(계속할 수 있을 것 같을 때는 점심도 거르고 20~24시간) 동안 음식을 먹지 않는 생활을 시작했다.

나의 경우, 술을 좋아하기 때문에 밤에는 알코올과 안주를 피할 수 없지만 낮에 음식을 먹지 않는 것은 그렇게 큰 고통이 아니었다.

때때로 낮 3시 정도에 배가 고프기도 했지만 직장에는 음식이 없기 때문에 참는 사이 어느덧 공복감은 사라지곤 했다.

1년 뒤에는 눈에 띠게 효과가 나타났다.

GOT, GPT는 각각 24IU/I, 31IU/I로 기준치까지 떨어져 지방간이 개선되었고, 유해 콜레스테롤도 101mg/dl로이었다.

무엇보다 몸무게가 7kg이나 줄고 중성지방도 207mg/dl로 크게 감소했다.

그리고 지금까지 식후에 맹렬히 덮쳐오던 졸음과 나른함도 사라지고 머리가 상쾌해졌으며, 일에 대한 집중력도 향상된 생각이 들었다.

앞으로도 가능한 범위에서 공복(空腹) 시간을 늘려나가려고 생각한다.

3개월 만에 혈압이 기준치 이하로 떨어지고 심한 변비도 해소!

60대 여성, 주부

아오키 선생의 클리닉에는 개설 초기부터 다니고 있어 건강에 관한 상담도 받고 있다.

나의 오래된 고민은 비만이었다.

키는 155cm인데 몸무게가 78kg, 수축기 혈압도 135mmHg으로 기준치인 130mmHg를 넘겼었다.

어떻게든 비만에서 벗어나야 한다고 계속 생각하고 있었는데, 어느 날 선생에게 '음식을 먹지 않는 시간을 만들었더니 4개월 만에 허리가 8센티미터 감소했어요'라는 이야기를 듣고 나도 도전해 보기로 마음을 먹었다.

우선 평일 밤 9시까지의 12시간과 토요일 9시부터 일요일 밤 9시까지의 24시간을 '음식을 먹지 않는 시간'으로 설정했다.

원래 먹는 것을 좋아하는 나로서는, 힘들지 않을까 하고 생각했었지만 평일 12시간은 쉽게 실행할 수 있었고 주말의 24시간도 사이사이 견과류와 샐러드 등을 먹으면서 극복하고 있다.

그 결과 3개월이 지나자 몸무게가 4kg이나 줄어 74kg이 되었다. 게다가 수축기 혈압이 기준치 이하인 121mmHg로 떨어지면서 유해 콜레스테롤도 감소했다.

그뿐 아니라 오랜 세월 고민거리였던 심한 변비가 해소되어 남편과 아이들로부터 전보다 건강해지고 젊어졌다는 말도 듣게 되었다.

앞으로도 이 식사법을 계속해 좀더 날씬하고 건강한 몸을 만들 생각이다.

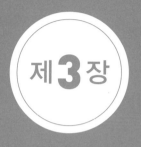

제**3**장

'당'이 유발하는
독을
'공복'이란 약으로
제거

최고의 명약

흰쌀밥, 가공식품이
현대인의 몸에
손상을 입힌다

보통으로 먹어도
현대인은 당질 과다

    제1장에서는 1일 3식과 과식이 초래하는 폐해에 대해 제2장에서는 그것을 리셋하여 건강하고 젊은 몸을 만들기 위한 구체적인 식사법에 관해 설명했다.

    제3장에서는 화제의 방향을 조금 바꾸어 '당질'에 관해 이야기하려고 한다. 공복 시간을 늘리는 식사법은 당질의 과다 섭취(당질 과다)로 말미암아 발생하는 다양한 질병과 몸의 이상을 개선하는 데, 매우 효과적이기 때문이다.

    나는 의사로서 오랜 세월, 수많은 당뇨병 환자들을 만나왔다.

    그러는 사이 성인 대부분이 '당질 과다' 상태에 있으며, 그것이 몸에 여러 손상을 주고 있음을 통감하게 되었다.

예컨대, 여러분 중에 다음과 같은 경험을 한 사람이 있을 것이다.

'덮밥과 면류, 빵 등으로 식사를 하는데, 그 뒤 바로 졸음이 쏟아지거나 자꾸 불안해진다.'
'식사를 막 마쳤는데 얼마가지 않아 다시 배가 고프다.'
'항상 몸이 무겁고 의욕이 없다.'

이런 것은 어쩌면 당질 과다의 영향일 수 있다.

밥 한 공기에 함유된 당질은 스틱 설탕 17개 분량

당질은 탄수화물의 일부로 밥(쌀), 면류, 빵, 단맛 식품 등에 많이 들어 있다.

여러분은 흰쌀밥 한 공기(약 150g)에 어느 정도의 당질이 들어 있는지 알고 있는가?

답은 약 50g.

이것은 3g짜리 스틱 설탕 약 17개에 해당하는 양이다.
덮밥이나 카레라이스의 경우는 당질 섭취의 양이 1.5~2배에 달한다.
또한 한 그릇의 우동(약 250g)에 들어 있는 당질은 약 60g.

역시 스틱 설탕으로 환산하면 약 20개에 맞먹는 양이다.

우리는 매일 상상 못할 정도의 많은 당질을 섭취하고 있는 것이다.

아마도 여러분 중에는 '혼자서 간단히 식사를 하고 싶을 때나 바빠서 여유롭게 식사할 시간이 없을 때는 주먹밥이나 면류, 카레라이스 등을 택하게 된다'라는 사람들이 분명 있을 것이다.

모두 빠르고 쉽게 배를 채울 수 있어 편리한 것은 분명하지만 한편으로는 당질 과다를 불러오게 된다.

당질에는 중독성과 의존성이 있다

게다가 지금은 거의 모든 음식에 당질이 들어 있다고 해도 지나친 말이 아니다.

슈퍼마켓 등에서 판매하는 반찬이나 가공식품의 성분 표시를 보면 대부분 포도당과 물엿 등이 함유되어 있을 것이다.
그리고 여기에는 이유가 있다.

사람의 뇌 속에서는 다양한 물질이 분비되고 있는데, 그중에 '도파민(dopamine)'과 '베타 엔돌핀(β-endorphin)'이 있다.

도파민은 '뇌내보수계(腦內報酬系)', 베타 엔돌핀은 '뇌내마약(腦內痲藥)'이라 불린다. 욕구가 채워졌을 때(혹은 채워질 것을 알았을 때)에 분비되며, 사람에게 쾌감을 느끼게 하는데, 그 쾌감이 너무 크기 때문에 의존성(依存性)과 중독성(中毒性)이 강하다 한다.

그리고 당질은 도파민과 베타 엔돌핀을 증가시키는 것으로 알려져 있다.

단맛 음식을 먹었을 때 행복감을 느끼는 것은 이 때문이며 사람은 한번 당질을 섭취하면 계속해서 당질을 원하게 된다.

그래서 당질이 들어 있는 음식이 잘 팔리고, 점점 더 세상에 당질을 함유한 음식이 증가하므로 우리도 결국 그것을 선택해 먹게 된다.

당질의 과다 섭취가
심신의 균형을 무너뜨리는 원흉

이미 말한 바와 같이 식사를 한 뒤 혈액 속 포도당이 증가하면 혈당치를 낮추기 위해 췌장에서 인슐린을 분비한다.

단백질과 지방도 체내에서 분해되면 포도당을 만들지만 당질에서 만들어지는 포도당의 양은 현격하게 많아 혈당치를 크게 상승시키기 때문에 췌장(膵臟)이 보다 많은 인슐린을 분비해야만 한다.

게다가 현대인 대부분은 매일 정제된 흰쌀밥과 밀가루, 설탕 등을 먹는다.

이들 식품에서 얻어지는 영양분은 체내에서 빠르게 흡수되기 때문에 혈당치도 단시간에 급상승한다.

그러면 몸은 대량의 인슐린을 분비하고 이번에는 혈당치가 급격히 떨어진다.

음식을 먹은 후 바로 자는 사람은 특히 주의하자.

어쩌면 여러분은 평소에 당질을 과다 섭취해 혈당치가 쉽게 올라가는 상태일 수 있다.

그런 사람이 당질을 섭취하면 인슐린이 과잉 분비되어 단숨에 저혈당(혈액 내 포도당이 비정상적으로 적은) 상태가 된다.

그러면 졸리거나 나른함을 느끼거나 의욕이 생기지 않거나 한다.

당질의 과다 섭취는 이런 혈당치의 급격한 변화를 초래하고 현대인 심신의 균형을 깨뜨리고 있다.

2

최고의 명약

간경변과 간암을 유발하는 '지방간'의 공포

위장 이상으로
손상을 받는 간장

당질 과다는 내장에도 여러 손상을 입히는데, 그중에서도 가장 많은 영향을 받는 기관이 간장일 것이다.

우리가 섭취한 당질 중 사용되고 남은 나머지는 인슐린에 의해 간장에서 중성지방으로 다시 만들어져 저장된다.

그런데 당질을 과다 섭취하면 에너지로 다 사용되지 못하고 남은 당질이 점점 더 많이 중성지방으로 전환된다.

나아가 운동 부족 등으로 매일의 에너지 소비량이 줄거나 나이가 들면서 기초 대사량이 저하되고 에너지 소비량이 감소하면 지방으로 변하는 당질이 점점 더 증가해 필요 이상의 지방이 간장에 쌓이게 된다.

그 결과, 간장에 비정상적으로 많은 양(간세포의 30% 이상)의 지방이 축적된 상태를 '지방간'이라 부른다.

계속 증가하는
당질 과다 섭취로 인한 지방간

지방간의 발병률이 해마다 증가하고 있으며, 현재는 일본인 4명에 1명이 지방간이라 한다.

지방간이란 말의 어감에서 비만인 사람에게 많을 것이란 생각을 할 수도 있지만 체형 자체는 말랐는데, 지방간 상태에 있는 사람도 적지 않다.

과거에는 지방간의 원인이 주로 알코올을 과다하게 섭취한 때문이라고 생각했었다.

하지만 최근에 와서 당질과 지질의 과다 섭취 등 알코올 이외의 원인으로 지방간 상태가 된 사람이 늘고 있다.

지방간이 되면 과잉 증가한 지방이 간세포에 축적되어 세포막의 투과성이 높아지거나 간세포가 파괴되기 때문에 간장의 세포 속 효소가 혈액 속으로 흘러들어가 혈중 GOT, GPT(두 가지 모두 원래는 간세포 속에 있는 효소) 등의 수치가 상승한다.

또한 지방간은 간염을 일으키기 쉽다는 특징도 지니고 있다.

특히, 당질의 과다 섭취 등 알코올 이외의 원인에 의한 지방간이 진행되면 'NASH'(비알코올성 지방성 간염)을 일으킨다. NASH란 간장에 염증이 생겨 섬유화가 진행되는 질병이다.

섬유화된 간장은 딱딱하게 굳어 결국 기능이 저하되고 간경변, 간암 등 생명을 위협하는 질병으로 진행될 우려가 있다.

그뿐만이 아니다.

지방간인 사람은 인슐린이 제 기능을 하지 못하기 때문에 혈
당치가 내려가지 않아 당뇨병 발병 위험이 높아지는 것으로 알
려졌다.

간장의 지방은 비교적 쉽게 줄일 수 있기 때문에 지방간의 정
도가 심하지 않으면 원인만 제거하면 개선할 수 있다.

단, 간장은 신장과 함께 '침묵의 장기'라 하여 통증 등의 증상
이 잘 나타나지 않기 때문에 깨달았을 때는 상태가 꽤 진행되었
을 가능성이 있다.

때문에 정기적으로 검사를 받거나 평소에 당질 등의 과다 섭
취에 주의해야 하는 것이다.

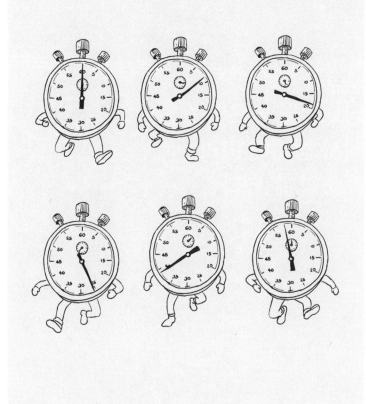

3

최고의 명약

당뇨병을 일으키는 원인은 식사 방법에 따라 해소할 수 있다

당뇨병은 이미 국민병

지금까지 당질의 과다 섭취가 몸에 미치는 악영향에 관해 살펴보았다. 그리고 당질 과다의 가장 큰 문제는 당뇨병에 걸릴 위험이 커진다는 점에 있다고 할 수 있다.

최근 일본의 당뇨병 환자 수가 계속 증가하고 있다.

후생노동성이 실시한 〈2016년 국민 건강 영양조사〉에 따르면 당뇨병으로 강하게 의심되는 사람(당뇨병환자)의 추계(推計)가 약 1000만 명이다.

추계를 비롯한 1997년 690만 명에서 지속적인 증가 추이를 보이고 있다.

나아가 2016년 시점에서의 '당뇨병 가능성을 부정할 수 없는 사람'(당뇨병예비군)도 1000만 명으로 추산되고 있어, 당뇨병 환자와 예비군의 총합이 2000만 명. 다시 말해 일본인 6명 중 1명에 해당된다.

당뇨병은 이미 일본인의 국민병이라 해도 틀리지 않을 것이다.

당질의 과다 섭취와 운동 부족 등이 초래하는 2형 당뇨병

당뇨병이란 혈액 속 포도당의 농도(혈당치)가 높아지는 질병으로, '1형'과 '2형' 두 종류가 있다.

혈당치는 일반적으로 췌장의 랑게르한스섬(Langerhans islets)에 있는 '베타 세포'에서 분비되는 인슐린에 의해 조절된다.

지금까지 여러 차례 언급했듯이, 우리가 음식에서 당질을 섭취, 혈당치가 상승하면 췌장에서 인슐린이 분비된다.

혈액 속 당질은 일부는 뇌와 근육, 내장이 일할 때 에너지로 사용되지만 여분의 나머지는 인슐린에 의해 근육과 간장에 글리코겐으로 그리고 지방세포에 중성지방으로 저장된다.

이를 통해 혈당치가 내려가는 것이다.

하지만 어떠한 원인으로 베타 세포가 파괴되어 인슐린이 분비되지 않는 경우가 있다. 이것이 1형 당뇨병이다.

베타 세포가 파괴되는 원인은 잘 알려져 있지 않지만 면역세포가 폭주, 베타 세포를 공격하는 것으로 추성되고 있다.

한편 과식(특히 당질의 과다 섭취)이나 운동 부족으로 말미암아 고혈당 상태가 지속되면 전신의 세포가 서서히 인슐린을 받아들이지 않게 된다.

그러면 좀처럼 혈당치가 내려가지 않기 때문에 췌장은 인슐린을 분비하려 더욱 애를 쓰게 되고 결국 지친 나머지 인슐린을 분비하지 못하는 상태가 되고 만다. 이것이 2형 당뇨병이다.

얼마 전까지 젊은 사람을 중심으로 폭넓은 세대에서 발병하는 1형 당뇨병과 달리 생활 습관이 깊이 관련된 2형 당뇨병은 대부분 40대 이상에서 발병했다.

하지만 최근에는 식습관의 변화 등으로 10~20대의 젊은 세
대에서도 2형 당뇨병 환자가 증가하고 있다.

당뇨병이 일으키는
다양한 합병증

당뇨병이 무서운 이유는 수많은 합병증을 일으킨다는 점에
있다.

1형과 2형 모두 인슐린의 분비가 감소하거나 인슐린의 기능
이 악화되면 고혈당 상태가 지속되기 때문에 혈관에 문제가 생
겨 출혈을 일으키거나 좁아져 여러 장기에 장애가 생기게 된다.

예컨대, 망막의 세포혈관에서 출혈이 생기면 망막증을 유발,
실명의 위험이 높아진다.

또한 신장의 혈관이 장애를 입으면 혈액의 여과 기능이 저하

되어 노폐물이 잘 배출되지 않는 '당뇨병성 신장 질환'이 발병
한다.

　이 밖에도 당뇨병은 협심증과 심근경색, 뇌경색과 같은 혈관
장애와 치매, 암 등의 발병 위험을 높인다.
　너무 두려워할 필요는 없지만 평소에 당질 과다 등 당뇨병의
발병 요인을 멀리하는 것이 건강하게 살아가는 데, 매우 중요하
다고 할 수 있다.

최고의 명약

당뇨병은 당질 제한보다 '공복의 시간'을 늘리는 편이 낫다

체내에 들어오는
당질 자체를 줄이는 당질 제한

그러면 당질의 과다 섭취로 발생되는 피해로부터 몸을 지키려면 어떻게 해야 할까?

우선 생각할 수 있는 것은 체내에 들어오는 당질의 양 자체를 줄이는 것이다.

여러분은 '당질 제한'이란 말을 들은 적이 있는가?

당질 제한은 최근 화제를 모으고 있는 건강법이자 다이어트 방법인데, '밥과 빵, 감자류, 과일 등 탄수화물에 함유된 당질의 섭취량을 하루 130g 이하로 제한'하는 것이다.

탄수화물을 끊으면 몸은 에너지 부족에 빠져 축적한 중성지방을 분해하여 에너지로 바꾸기 때문에 비교적 간단히 살을 뺄 수 있는 것이다.

당질 제한은 원래 유럽에서 소아의 난치성 간질에 효과가 있어 보급되었다가, 혈당치를 개선하고 체중이 감소한다고 하여 다이어트 목적으로 인기를 모으고 있다.

근육량의 감소 등 당질 제한에는 단점도

하지만 최근에는 당질 제한의 위험성과 단점도 폭넓게 논의되고 있다.

먼저 당질을 제한하자 지방뿐 아니라 근육의 양까지 줄어들었기 때문이다.

사실 성인은 하루 170g의 당질을 필요로 한다.

당질을 하루 130g 이하로 제한하면 몸은 지방과 단백질을 구성하고 있는 아미노산(amino酸)을 당(糖)으로 전환해 에너지로 사용하게 된다. 그의 결과 근육량이 감소한다.

젊은 사람, 과도하게 비만으로 고민인 사람이라면 몰라도 고령자는 피해야 하는 방법이다.

또한 당질 제한을 한 결과 오히려 건강을 해치거나 병에 걸린 사람도 있다.

당질 제한에 있어서는 칼로리는 지질과 단백질 등으로 섭취하게 되어 기본적으로는 '당질 외에는 무엇을 먹어도 괜찮다'고 한다.

때문에 사람에 따라서는 '당질만 먹지 않으면 된다'라고 생각해 육류나 기름을 사용한 요리를 과식하는 사람이 있다.

그러면 이번에는 혈관에 유해 콜레스테롤 등의 지질이 쌓여 혈관이 좁아지거나 뇌경색과 심근경색을 일으킬 우려가 있는 것이다.

덧붙이자면 당질 제한은 미국의 당뇨병학회에서는 치료법으로 인정되고 있지만, 일본의 당뇨병학회에서는 인정하고 있지 않다.

당뇨병에도 '공복'을 활용한 식사법을 추천

그러면 당질의 과다 섭취로 인한 피해로부터 몸을 지키려면 어떻게 해야 할까?

이 역시 공복의 시간을 만들어 당질 리셋을 실천하기를 추천한다.

우선 1일 1회 또는 1주일에 한 번이라도 음식을 먹지 않는 시간을 만들면 평소 당질을 과다 섭취하고 있는 사람이라도 일단 혈당치를 떨어뜨릴 수 있다.

나아가 음식으로 당질을 공급하는 시간이 길어지면 몸은 지방세포(脂肪細胞)와 간장(肝臟)에 쌓인 지방을 분해해 에너지원으로 삼는다.

다시 말해 지방간과 과도한 내장지방에서 여분의 지방을 제거할 수 있는 것이다.

이 방법의 놀라운 점은 뭐니 뭐니 해도 '이것은 당질(糖質)', '이것은 지질(脂質)' 등의 선택을 하지 않아도 된다는 점이다. 먹지 않는 시간을 정한다. 이것을 규칙화하기만 하면 큰 무리 없이도 당질이 감소해 결과적으로 당질 과다의 상태를 개선할 수 있는 것이다.

당질 제한에는 먹고 싶은 것을 먹을 수 없다는 스트레스가 있지만, 이 식사법은 좋아하는 것을 자유롭게 먹을 수 있으므로 계속 실행할 수 있다.

게다가 최근의 연구에 따르면 자가포식은 인슐린의 분비를 촉진, 2형 당뇨병 개선에 관한 가능성이 밝혀지고 있다.

실제로 공복의 시간을 만들면 '당화혈색소(HbA1c)'의 수치가 내려가는 경우도 적지 않다.

당화혈색소란 포도당과 결합한 헤모글로빈의 비율을 나타낸 수치로, 이것이 클수록 혈액 속의 포도당이 많은 것(혈당치가 높은 것)이라 할 수 있다.

당화혈색소에는 2~3개월의 평균 혈당치가 반영되어 좀처럼 내려가지 않지만 내가 이 식사법을 추천한 2형 당뇨병의 환자 중에는 당화혈색소의 수치가 3개월 만에 0.6% 내려간 사람도 있다.

이렇게 공복의 시간을 만드는 식사법이라면 무리 없이 당질의 과다 섭취를 리셋하고 여분의 지방을 제거하여 건강을 되찾을 수 있다. 여러분도 꼭 시도해 보자.

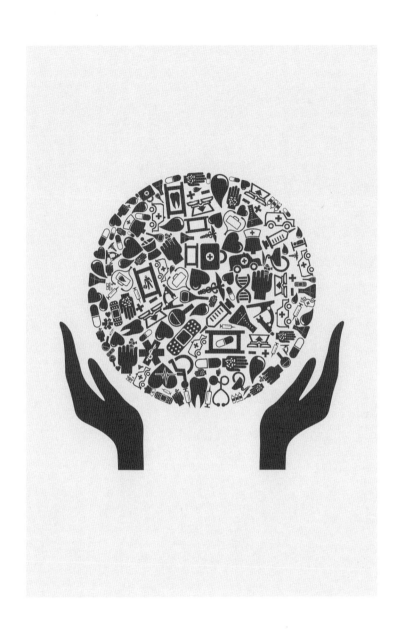

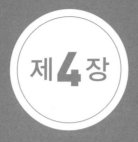

제4장

'공복력'을
높이면
많은 질병을
물리칠 수 있다!

최고의 명약

공복력으로
암의 원인을
제거한다

'공복'은
암의 위험을 물리친다

제3장에서는 공복의 시간을 만드는 식사법이 당질의 과다 섭취로 인한 피해를 제거하는 데 얼마나 효과적인지를 살펴보았다.

제4장에서는 이 식사법을 실천함으로써 기대할 수 있는 다른 다양한 몸의 이상 징후와 질병의 개선과 예방에 관해서 설명하고자 한다.

자, 수많은 질병 중에서도 여러분이 가장 관심 있는 것은 역시 '암'이 아닐까?

1981년 이후 암은 오랜 세월에 걸쳐 사망 원인 중 1위를 차지하고 있다.

또한 2명 중 1명은 평생 동안 한 번은 암에 걸리며, 3명 중 1

명은 암으로 사망한다고도 한다. 암은 무서운 질병이지만 누가 걸려도 이상하지 않을 매우 친숙한 질병이기도 한 것이다.

다만 일상생활 속에서 암에 걸리지 않기 위해 매일 건강법 또는 식사법을 실천하고 있는 사람은 그렇게 많지 않은 것 같다.

만일 'OO이라는 식품이 암 예방에 좋다'라고 해도 그것을 매일 먹는 것은 쉽지 않으며 실천할 수 있는 사람도 많지 않을 것이다.

하지만 '공복의 시간을 만드는' 식사법이라면 무엇을 먹어도 상관없기 때문에 다른 방법에 비해 지속하기가 쉽다.

인간은 원래 암을 예방하는 시스템을 지니고 있다

공복의 시간을 만드는 것이 암을 예방하는 데, 왜 효과적인지를 설명하기 전에 암이 생기는 구조에 관해 간단히 살펴보자.

우리의 몸은 약 60조 개의 세포로 이루어져 있다.

이들 세포는 매일 분열을 반복하며 다시 태어나는데, 세포가 분열할 때는 유전자(DNA)가 가진 정보에 따라 정확하게 복사된다.

하지만 어떤 원인으로 DNA가 상처를 입으면 세포를 복사하는 데, 문제가 생겨 돌연변이가 만들어지는데, 이것이 암세포가 발생하는 계기가 된다.

위(胃)나 장(腸) 등 장기의 표면에 상처가 생기고, 그 상처를 복구할 때 실수가 발생해 암세포가 생기기도 한다.

정상적인 DNA는 주변과 조화를 이루며 세포분열의 속도와 횟수를 조절하지만 DNA의 복사 실수로 태어난 암세포는 억제가 되지 않고 계속해서 증식을 거듭한다.

또한 DNA는 외부로부터의 자극이나 활성산소에 의해 다양한 공격을 받고 있으며, 체내에서는 매일 3000~5000개나 되는 암세포가 만들어진다.

단, 인간의 몸에는 DNA를 복구하는 효소가 있어 상처 입은 DNA를 바로 회복시킨다.

또한 DNA가 복구가 불가능한 상처를 입은 경우 몸은 그 세포를 바로 제거하여 암세포의 발생을 예방한다.

이것을 '아포토시스(apoptosis)'라고 한다.

만일 복구나 아포토시스 시스템이 작동하지 않는 경우에는 온몸의 혈액을 돌며 순찰을 하던 면역 세포가 발생한 암세포를 깨끗하게 제거해 준다.

인체는 이런 이중삼중의 방어시스템을 구축하고 암으로부터 몸을 보호하고 있지만 DNA에 가해지는 공격 횟수가 증가하거나 노화로 말미암아 복구와 아포토시스 기능, 면역 기능이 약해지면 살아남는 암세포가 생기게 된다.

자가포식에 의한 세포의 복구가 발암 위험을 낮춘다

그렇다면 공복의 시간을 만들면 어떤 이유로 암을 예방할 수 있는 것일까? 답은 간단하다. 지방을 줄이고 비만을 해소하기 때문이다.

사실, 암과 당뇨, 암과 지방은 밀접한 관계가 있다. 당뇨병이나 비만에 걸리면 암이 발병할 위험이 높아지게 된다.

국제암연구기관인 IARC가 평균연령 62~63세, 4만여 명을 대상으로 실시한 조사에 따르면 복부둘레가 11cm 증가할 때마다 비만과 관련된 암의 위험이 13% 상승하는 것을 알 수 있었다.

일본에서도 당뇨병학회와 일본암학회의 조사에서 당뇨병 환자는 암의 발병 위험이 약 1.2배 높다는 사실이 밝혀졌다.
그러면 왜 당뇨병과 비만(지방)이 암에 걸릴 위험을 높이는 것일까? 포인트는 내장지방에 있다. 내장지방은 인슐린에 대한 몸의 반응을 저하시키는 기능을 한다.

다시 말해 내장지방이 많은 사람은 그렇지 않은 사람에 비해 혈당치가 잘 내려가지 않는다.

또한 당뇨병인 사람도 인슐린의 기능을 떨어뜨린다.

그러면 몸은 혈당치를 내리기 위해 더 많은 인슐린을 분비하려 애를 쓰게 되고, 결과적으로 체내 인슐린 농도가 높아진다.

그리고 인슐린의 농도가 높은 상태가 지속되면 다음과 같은 현상이 발생한다.

• 아포토시스가 잘 일어나지 않게 된다.
• 세포의 증식이 촉진된다.

그 결과 암세포가 살아남게 되고, 쉽게 증식하게 된다.

나아가 내장지방이 너무 많이 증가하면 암세포의 증식을 촉진하는 유해 호르몬 'IL-6'이 분비된다.

일본암학회의 발표에 따르면 최근 보고된 영국인 524만 명을 대상으로 한 추적조사에서 22종의 암 중 17종의 암이 비만일수록 더 많이 증가하는 것으로 나타났다.

특히 대장암, 간암, 담낭암, 췌장암, 자궁암, 신장암 등은 영향을 많이 받아 비만이 건강에 미치는 피해를 알 수 있었다.

또한 일본암학회의 발표에서는 암이 발생하는 주요 원인은 담배(30%)와 비만(30%)이었다.

비만이 되지 않는 것은 담배를 피우지 않는 것과 마찬가지로 중요한 것이다.

공복이 다양한 암의 원인을 제거한다

이미 이야기한 것처럼 마지막으로 음식을 먹고 나서 10시간 정도 흐르면 지방, 특히 내장지방의 분해가 시작된다.

다시 말해 규칙적인 공복의 시간을 만드는 것은 암의 예방에
도 큰 도움이 되는 것이다.

물론 공복은 간암의 원인인 지방간의 개선에도 효과적이다.

그뿐만이 아니다. 과식 등으로 위장의 기능이 저하되면 장내
에 암의 원인이기도 한 유독 물질이 쌓이게 되고 장내 환경이
악화되면 면역력도 떨어진다.

장내에는 수많은 면역 기관이 존재하고 있기 때문이다.

하지만 공복의 시간을 만들어 위장이 잘 활동할 수 있게 되면
유해 물질의 발생이 억제되고 면역력이 활발해지기 때문에 암
세포도 더 잘 제거할 수 있다.

나아가 공복으로 자가포식이 활성화되면 암세포를 발생시키
는 원인의 하나인 활성산소의 기능이 억제된다.

뒤에 자세히 말하겠지만 활성산소의 대부분은 세포 내 미토
콘드리아에서 만들어진다.

그리고 낡고 질이 나쁜 미토콘드리아에서는 활성산소가 많이 발생하고 새롭고 질 좋은 미토콘드리아에서는 활성산소의 발생이 억제된다.

공복으로 자가포식이 기능한 날은 미토콘드리아가 새롭게 태어나면 활성산소도 감소하는 것이다.

이처럼, 공복이라는 약은 암의 예방에 있어서도 매우 효과적이라고 할 수 있다.

단, 한 가지 주의할 것이 있다. 이미 암(악성 종양)이 체내에 발생한 경우에는 공복이 역효과를 가져올 수도 있다는 점이다.

암세포는 쉽게 기아 상태에 빠지는 특징이 있기 때문에 치료를 할 때 종종 암세포에 영양을 공급하지 못하게 하는 보급로 차단 방법을 쓴다.

하지만 자가포식이 활성화되면 스스로 영양을 만들어내기 때문에 암세포가 살아남기 쉬워진다.

'공복의 시간 만들기' 식사법은 어디까지나 예방을 위해서이며, 이미 암이 발병한 사람은 의사의 지시에 따르도록 하자.

2

최고의 명약

공복력으로
혈액을 깨끗하게!
고혈압을 개선

3명 중 1명은
고혈압에 시달리고 있다

고혈압 상태가 일상적으로 오래 이어지는 '고혈압증(高血壓症)'은 동양인에게 매우 친근한 생활습관병이다.

후생노동성이 2014년에 실시한 '환자조사'에 따르면 계속적인 치료를 받고 있는 고혈압성 질환의 환자 수는 1010만 8천 명이지만 치료받지 않고 있는 사람을 포함하면 약 4300만 명, 다시 말해 일본인 3명에 1명이 고혈압을 앓고 있는 것으로 추산되고 있다.

아마 여러분 중에도 건강검진에서 매번 혈압이 높게 나오는 사람이 있을 것이다.

덧붙이자면 혈압이란 '심장에서 내보낸 혈액이 동맥을 지날 때 받는 압력', '혈액이 동맥의 벽을 누르는 힘'을 뜻한다.

심장은 통상, 1분 동안 60~70회 정도 혈액을 동맥으로 내보낸다.

혈압을 측정하면 반드시 수축기 혈압(최고 혈압)과 확장기 혈압(최저 혈압) 두 가지가 나오는데, 이들은 각각 혈액이 지날 때 동맥의 혈관이 받게 되는 압력과 혈액이 지나고 난 뒤에 받게 되는 압력을 나타낸다.

그리고 75세 미만에서 수축기 혈압이 140 이상 혹은 확장기 혈압이 90 이상인 사람이 고혈압으로 진단된다.

끈적끈적한 혈액이 공포의 동맥경화를 일으킨다

그러면 고혈압은 무엇이 문제일까, 조금 더 자세히 살펴보도록 하겠다.

원래 혈압은 왜 높게 올라갈까?

그 이유는 혈관(血管)이 좁아지거나 혈액(血液)이 끈적끈적해졌기 때문이다.

긴 관에 펌프로 물을 흘려보낼 때 굵은 관과 가는 관 둘 중에 후자 쪽이 더 강한 힘이 필요하고 압력도 많이 받게 된다.

또한 깨끗한 물과 흙탕물을 흘려보낸다고 했을 때 흙탕물 쪽이 힘이 더 필요하고 관도 압력을 받게 된다.

이 관=동맥 혈관, 물(또는 흙탕물)=혈액으로 대치해 보자.

여분의 물질들과 노폐물이 혈관(血管)의 벽(壁)에 달라붙어 있거나 혈액이 끈적끈적하면 심장은 보다 강한 힘으로 혈액을 내보내야 하기 때문에 혈관이 받는 압력, 다시 말해 혈압이 높아지게 된다.

좁은 혈관(血管)과 끈적끈적한 혈액(血液)은 우선 심장(心臟)을 약하게 만든다.

항상 강한 힘으로 혈액을 밀어내다 보면 심장의 근육이 점점 두꺼워지고 딱딱해지는데 결과적으로 유연성을 잃고 기능이 약해질 수밖에 없다.

이 때문에 고혈압인 사람은 조금만 몸을 움직여도 숨이 차거나 심장 박동이 심하게 뛰는 경우가 많아 심부전을 일으킬 위험도 높아진다.

좁은 혈관과 끈적끈적한 혈액은 혈관에도 영향을 미친다.

계속 강한 혈압을 받으면 혈관이 파열되는 것을 막기 위해 몸은 혈관벽을 두껍게 만들고 혈관벽이 두꺼워지면 그만큼 혈액의 통로가 좁아지는 것이다.

혈압이 높으면 좁아진 혈관을 혈액이 통과하기 때문에 혈관

에 더 많은 압력이 가해지고 혈관벽이 점점 더 두꺼워지는 과정
이 반복되면서 동맥의 혈관벽은 두껍고 딱딱해져 유연성과 탄
력성을 잃게 된다.

이것을 '동맥경화'라고 한다.

동맥경화가 진행되면 혈관이 상처를 입거나 쉽게 파열되어
혈류(血流)가 나빠지고 혈전(혈액 속 혈소판이 굳은 것)도 생
기게 된다.

뇌의 혈관에서 동맥경화가 진행되면 뇌출혈, 치매 등이 쉽게
발병하고 심장에 산소와 영양을 운반하는 관상동맥에서 동맥
경화가 발생해 혈류가 나빠지면 협심증의 위험이 높아진다.

또한 혈관이 혈전으로 막히고 혈류가 차단되면 뇌경색과 심
근경색이 발병한다.

최근 과식으로 인한 고혈압이 증가하고 있다

예로부터, 고혈압 발병의 가장 큰 원인으로는 '염분(나트륨)의 과다 섭취'로 손꼽혔었는데, 최근에는 내장지방형 비만으로 촉발된 고혈압을 흔하게 볼 수 있다.

내장지방이 증가해, 인슐린의 기능이 저하되면 췌장은 많은 양의 인슐린을 분비하게 되는데, 인슐린은 교감신경을 활성화하고 혈압을 상승시키는 작용을 한다. 또한 인슐린은 췌장의 염분 배설을 방해하는 기능도 지니고 있기 때문에 혈중 염분 농도가 높아져 고혈압이 발생하는 것이다.

나아가 비대화된 대형 지방세포에서는 승압 물질인 '안기오텐시노겐(angiotensinogen)'을 분비하기 때문에 혈압이 올라가게 된다.

그리고 물론 과식(당질과 지질의 과다 섭취)도 고혈압을 초래하는 원인이 된다. 혈액 속에 너무 많은 중성지방과 유해 콜레스테롤이 있으면 혈관벽에 달라붙어 혈관이 좁아지기 때문이다.

내장지방형 비만과 과식이 원인이 되어 고혈압 상태에 있는 사람은 꼭 공복의 시간을 만들어 보자.

내장지방이 분해되어 혈액 속의 당질과 지질, 유해 콜레스테롤이 줄면 고혈압 개선으로 이어진다. 그리고 자가포식은 동맥경화 등 혈관 장애 예방과 치료에 효과가 있는 것으로 추정되고 있다.

3

최고의 명약

공복력으로
치매 발병의 위험을
줄인다!

치매의 큰 원인, 생활습관병

　최근 치매 환자 수가 증가 추세에 있으며, 앞으로도 계속 증가할 것으로 예상되고 있다.

　2017년 일본의 내각부가 발표한 데이터에 따르면 2012년 치매 고령자 수는 462만 명이었는데, 고령화 사회가 진행됨에 따라 2025년에는 800만 명 전후로, 고령자 5명 중 1명으로까지 도달할 것이란 추계가 나오고 있다.

'바로 직전의 일이 생각나지 않는다.'
'새로운 것을 기억하지 못한다.'
'좀처럼 말이 나오지 않는다.'
'일의 요령이 없어진다.'
'도구를 잘 사용하지 못한다.'
이 처럼 치매의 증상은 하나같이 받아들이기 어렵고 고통스

러운 것들뿐이다.

그런데 미래에 나 자신이 치매에 걸릴지, 또는 아닐지는 아무도 알 수 없다.

여러분 중에도 '내가 치매에 걸리면 어떻게 하지?'라는 불안감을 안고 있는 사람, '치매를 예방하기 위해 지금부터 할 수 있는 일이라면 무엇이든 해두고 싶다'라고 생각하는 사람이 많을 것이다.

유감스럽게도 현재, 치매에 대한 결정적인 예방법과 치료법은 발견되지 않고 있다.

그럼에도 '가능한 다른 사람과 교류하며 사회와의 유대감을 지속하기', '삶의 보람과 성취감을 주는 일을 통해 활발한 뇌 활동을 돕기' 등과 함께 '생활습관병 예방하기'가 치매 예방에 매우 중요한 요소로 꼽히고 있다.

고혈압과 당뇨병, 고지혈증, 뇌졸중, 비만과 같은 생활습관병과 치매와의 연관성에 관해서는 오래전부터 많은 연구가 이루어지고 있다.

그러면서 식생활의 개선과 적절한 운동이 치매를 예방한다고
보고되고 있다.

당뇨병이 알츠하이머병에 걸릴 위험을 두 배 더 높인다

한마디로 치매라고 하지만 여러 종류로 나뉜다. 그중에서
도 일본에서는 알츠하이머병이 가장 많은데, 치매 환자의
60~70%가 여기에 해당된다.

알츠하이머병은 '아밀로이드 베타(Amyloid-β)'와 타우단백
질(tau protein)이 뇌에 축적되면서 신경세포가 감소하고 기억
을 관장하는 해마를 중심으로 뇌가 위축되는 질병으로, 기억장
애가 매우 느리게 진행된다.

인물과 장소, 그리고 시간 등을 인식하지 못하게 되는 특징을 지니고 있다.

원인은 아직 명확하게 해명되지 않았지만 일찍이 미국에서 실시한 연구를 통해 고혈압과 당뇨병 등 생활습관병과 관련된 인자와 알츠하이머병과의 연관성을 밝힌 바 있다.

동물실험을 통해 '내장지방에서 분비하는 유해 호르몬이 뇌 (腦)에 아밀로이드 베타(β)가 쌓이게 한다'라는 결과를 얻은 적 도 있다.

또한 규슈대학이 후쿠오카현 카스야군 히사야마마치 주민을 대상으로 1985년 이후 지속적으로 실시한 연구(히사야마마치 연구)에서 내장지방의 증가와 2형 당뇨병에 따른 고(高)인슐린 혈증 상태가 알츠하이머병의 원인인 아밀로이드 베타의 분해 를 억제, 타우단백질의 변질 촉진에 관계가 있으며, 당뇨병 환 자가 알츠하이머병에 걸릴 위험이 혈당치가 정상인 사람보다 2.1배나 높다는 사실을 밝혀냈다.

한편 최근 뇌혈관성 치매가 증가하고 있는데, 일본의 치매 환자 중 약 20%가 여기에 해당된다.

이것은 뇌경색과 뇌출혈을 원인으로 혈관 장애가 발생, 뇌의 일부가 괴사하여 기능이 저하되는 것이다.

특히 뇌(腦) 곳곳에 뇌경색이 생겼을 경우, 혈관이 완전히 막히지 않았더라도 뇌의 동맥경화가 심해 혈류가 과도하게 악화되었을 경우에 뇌혈관성(腦血管性) 치매가 발생하기 쉬운 것으로 추정되고 있다.

그리고 히사야마마치 연구에서는 혈압이 정상인 사람에 비해 고혈압인 사람은 다음의 비율로 뇌혈관성 치매에 걸릴 위험이 높아진다는 결과가 나왔다.

- 50~64세 2.4~10.1배
- 65~79세 3.0~5.5배

치매 예방 효과를 기대할 수 있는
공복의 힘

　이처럼 치매와 생활습관병은 밀접한 관계가 있다.

　나아가 활성산소가 뇌의 해마를 손상시키고 신경세포에 장애를 입히는 것을 알 수 있으며, 치매도 활성산소와 어느 정도 관련이 있음을 추정할 수 있다.

　'공복의 시간을 만드는' 식사법은 생활습관병을 예방하며, 활성산소를 발생시키는 낡은 미토콘드리아를 제거하는 효과도 있다.

　때문에 이 식사법은 치매의 예방에도 어느 정도 효과가 있을 것으로 기대할 수 있다.

　단, 한가지 말해 둘 것은 암과 마찬가지로 치매 역시 '이미 발병한 상태에서는 자가포식이 역효과를 일으킬 가능성이 있다'

는 점이다.

2015년에 도쿄의과치과대학이 발표한 연구 결과에 따르면 알츠하이머병이 발현된 경우 자가포식이 뇌내 아밀로이드 베타를 증가시켜 증상을 악화시킬 가능성을 시사했다.

'공복의 시간을 만드는' 식사법은 어디까지나 예방을 위한 것이며 치매가 의심되는 사람, 이미 발병한 사람은 의사의 지시에 따르도록 하자.

4

최고의 명약

면역력을 향상시켜
알레르기와
감염 질환을 물리친다

알레르기의 원인은
면역세포의 폭주

계절이 바뀌어 봄이 돌아오면 재채기와 콧물, 눈 가려움증 등의 증상이 멈추지 않아 업무나 가사에 집중할 수가 없다. 자신과 아이, 손주에게 음식 알레르기가 있어 음식 내용물에 일일이 신경을 써야 한다. 동물 알레르기가 있어 애완동물을 키울 수가 없다. 등등.

이 같은 알레르기 질환에 시달리는 사람이 해마다 늘고 있다. 불과 몇 년 전만 해도 알레르기 증상이 있는 사람은 매우 드물었다. 그런데, 현재는 2명 중 1명이 알레르기를 지니고 있다고 한다.

알레르기는 인간을 질병과 유해한 물질로부터 지켜야 할 면역력이 폭주하여 발생하는 질환이다.

우리는 평소 수많은 바이러스와 유해 물질에 둘러싸여 있다.

그럼에도 대부분 병에 걸리지 않는 것은 인간의 몸이 바이러스와 유해 물질을 제거하는 힘, 다시 말해 면역력을 지니고 있기 때문이다.

면역력의 구심점이 되는 것은 면역세포다.

건강한 사람의 몸안에는 다양한 종류의 면역세포가 균형을 이루며 서로 협력해 유해한 이물질과 바이러스를 항상 감시하고 퇴치한다.

보통은 체내로 바이러스나 유해 물질(항원)이 침입하면 면역세포가 그 항원에 찰싹 달라붙어 항체를 만든다.

그렇게 해야 항원을 제거하기 쉽기 때문이다.

그런데 어떤 원인으로 꽃가루나 음식 등 특히 유해하지 않은 물질이 몸안으로 들어왔을 때 항체가 생기기도 한다.

그 뒤, 다시 동일한 물질이 몸안에 들어와 항체와 결합하면 그것을 몸 밖으로 배출하기 위해 히스타민과 류코트리엔

(leukotriene) 같은 화학물질을 분비하여 재채기, 콧물, 두드러기 등의 증상이 나타나게 된다.

장내 환경을 잘 다스려 알레르기와 질병을 개선한다

그런데 이런 '면역력 과잉 반응'은 왜 일어날까?

원인은 다양하지만 '장내 환경의 악화'를 그중 하나로 꼽을 수 있다.

장(腸) 속에는 세 종류의 세균, 즉 유익균, 유해균, 기회주의 균이 있으며, 이 장내 세균들이 균형을 이루며 환경을 유지하고 있다. 정상일 때는 유익균이 우위에 있지만 장내 환경이 악화되면 유해균이 증가하게 된다.

장내 환경이 악화되는 원인으로는 스트레스로 인한 자율신경의 불균형, 운동 부족, 변비 등이 있으며, 과식도 그중 하나다.

항상 대량의 음식이 운반되어 들어오거나 피로 누적, 노화 등으로 말미암아 장의 기능이 약해지면 완전히 소화되지 않은 음식물이 쌓이게 된다. 그러면 유해균이 그것을 부패시켜 암모니아와 황화수소(Hydrogen sulfide) 등의 유해 물질과 발암 물질이 증가하게 되고 장내 환경은 점점 악화되어 장의 기능이 더욱 저하된다.

그러면 결국 잦은 설사와 변비, 유해 물질의 모세혈관 침투로 인한 거친 피부 트러블, 비만 등 몸에 다양한 악영향을 미치며, 때로는 암 등의 심각한 질병으로 이어질 수 있다.

장내 환경의 악화는 면역세포의 기능에도 큰 손상을 준다.

사실 면역세포의 60%는 장에 모여 있다고 한다.

음식과 함께 들어 온 바이러스와 유해 물질 등을 제거하기 위해서다.

하지만 장내 환경이 악화되면 면역세포가 정상적으로 기능할 수 없게 되고, 애초에 몸에 해가 되지 않는 상대를 적으로 간주하고 공격하게 되는 것이다.

혹은 유해 물질로 장의 점막이 약해지고, 장벽에 상처가 생기면 그곳을 통해 미소화단백질이 체내로 유입, 알레르기 반응을 일으키기도 한다.

장을 잘 돌보고 과식을 예방하는 것은 알레르기를 개선하는데 매우 중요하다.

알레르기 질환에 시달리는 사람은 꼭 공복의 시간을 만들어 보자.

자가포식은
감염 질환의 원인 세균을 분해하기도

또한 자가포식은 감염 질환의 원인이 되는 세균을 분해하는 기능도 지니고 있다.

　우리의 몸에는 매일 다양한 세균이 침입한다.

　이런 세균은 보통은 면역세포에 의해 분해되지만, 그중에는 세포 속으로 도망치는(세포 내 감염) 세균도 있다.

　세포 속으로 침투한 세균은 면역세포의 공격을 피하면서 적절한 온도와 수분을 얻고 세포 내 영양소를 이용하여 수명을 연장, 증식한다.

　그런데 자가포식은 세포 안으로 도망친 A군용혈연쇄구균(group A streptococci)과 살모넬라균, 결핵균, 황색포도구균 등의 세균을 포착, 분해하는 기능을 한다.

　A군용혈연쇄구균은 급성 인두염(acute pharyngitis) 등을 일으키는 세균이며, 살모넬라균은 식중독을 결핵균은 결핵의 원인이 된다.

　또한 피부의 표면과 상처 부위(특히 화농성) 등에 존재하는 황색 포도구균은 음식 속에서 증식할 경우, 독소를 내뿜어 식중

독의 원인이 된다.

공복의 시간을 만들어 자가포식이 활성화되면 이들 세균이 유발하는 질병에 감염될 위험도 낮아지는 것이다.

그러나 한편으로 성(性)감염 질환을 일으키는 클라미디아 (Chlamydia), 식중독을 일으키는 장염 비브리오, 폐렴 등을 일으키는 레지오넬라균(Legionella), 치주균 등은 오히려 자가포식을 이용하여 증식하는 세균이다.

만일 이런 세균에 감염된 것을 알았거나 이런 세균이 원인인 질병에 걸린 경우는 의사의 지시를 따르도록 한다.

5

최고의 명약

공복을 즐기는 것이
궁극의
안티에이징

노화를 막고
피로를 모르는 몸을 만든다

어느 시대나 '노화'는 사람들에게 큰 고민거리였다.

주름과 기미, 흰머리가 늘었다.

건망증이 심해졌다.

체력이 떨어져 쉽게 피로를 느낀다.

아마도 누구나 이런 고민을 하며 '가능한 한 노화를 멈추고 싶다'는 생각을 하지 않을까?

자, 노화를 멈추려면 혹은 노화의 속도를 조금이라도 늦추려면 어떻게 해야 할까?

예컨대, 피부의 노화를 막기 위해 '화장수와 보습 크림으로 탄력을 유지하고', '자외선으로 인한 손상을 막기 위해 햇빛을 쐬지 않는' 방법도 있지만, 이와 더불어 꼭 해야 할 것이 공복의 시간을 늘리는 것이다.

왜냐하면 이 식사법은 '낡은 세포를 다시 새롭게 만드는' 궁극의 안티에이징을 가능하게 하기 때문이다.

활성산소가
세포를 늙게 한다

노화는 '세포의 노화'로 촉발된다.

기미와 주름은 피부 세포가 흰머리는 머리카락이나 두피의 세포가 건망증이 심해지는 것은 뇌세포가 쉽게 지치는 것은 근육과 내장세포가 노화하면서 그 기능이 떨어지면서 생기는 증상들이다.

그러면 세포는 왜 노화를 겪는 것일까?

노화에는 다양한 원인이 있지만 세포의 노화와 깊은 관계가 있다고 생각되는 요인으로는 지금까지 여러 차례 등장한 '활성산소'다.

활성산소는 '산화시키는 힘'이 강하여 소량이면 바이러스나 이물질을 제거하는 데 도움이 되지만 많아지면 체내세포도 산화시킨다.

예컨대, 철은 산화하면 녹이 스는 것과 같이 세포도 산화하면 녹=노화가 진행된다.

덧붙이자면 노화는 40대부터 속도가 빨라진다고 한다.
왜냐하면 활성산소를 제거하는 '항산화 효소'의 능력이 급격히 약해지기 때문이다.

그리고 활성산소의 발생과 항산화 효소의 저하와 깊이 관련된 것이 미토콘드리아다.

미토콘드리아의 질과 수의 저하가 피로와 노화를 초래한다

미토콘드리아는 세포 속에 있는 작은 기관으로, 1개의 세포에 수백에서 수천 개가 존재한다.

미토콘드리아는 당과 지방산에서 세포의 활동에 없어서는 안 될 에너지를 만들어 내는 역할을 담당하고 있는데, 이때 활성산소가 함께 만들어진다.

체내 활성산소의 90%는 미토콘드리아가 만들어 낸다고 하며, 미토콘드리아 속에는 항산화 산소도 존재한다고 한다.

세포 내 미토콘드리아가 젊고, 질이 좋으며 수가 많을수록 그 세포는 많은 에너지를 얻을 수 있고 활성산소의 손상도 적게 받는다.

젊고 건강한 미토콘드리아는 항산화 효소가 활발하게 움직여

많은 에너지를 만드는 데 반해 활성산소는 많이 발생시키지 않기 때문이다.

　하지만 노화와 과식, 운동 부족 등으로 세포 내 미토콘드리아의 질과 수가 저하되기 시작한다.

　그러면 몸속 세포 내 미토콘드리아는 늙고 질이 떨어짐과 동시에 수가 감소하여 얻을 수 있는 에너지가 감소하고 활성산소의 손상을 받기 쉬워 피로와 노화의 원인이 된다.

　이제 이해할 수 있을 것이다.

　몸속 세포 내 미토콘드리아가 젊고 건강하며 그 수가 증가하면 세포의 노화를 막을 수 있다.

　그리고 그를 위해서는 공복의 시간을 만드는 것이 가장 좋은 방법인 것이다.

　왜냐하면 총 16시간, 음식을 먹지 않으면 자가포식으로 세포 내 낡은 미토콘드리아가 일제히 청소되고 새롭게 만들어지기 때문이다.

공복으로 성장 호르몬의 분비를 촉진, 피로를 모르는 몸으로

한편 '공복의 시간을 만드는' 식사법은 성장 호르몬의 분비를 촉진하는 효과도 기대할 수 있다.

성장 호르몬은 '대사 향상', '근육량 증가', '콜라겐 생성', '지방 분해 촉진' 등의 기능을 지니고 있다.

성장 호르몬이 많이 분비되면 기미, 주름 등 노화로 인한 피부 문제나 근육량 감소에 따른 피로감 등이 개선될 것이다.

일반적으로 40세 전후의 성장 호르몬 분비량은 20세 전후의 50% 정도이며, 그것이 노화의 한 요인이기도 하다.

하지만 공복 상태나 저혈당 상태를 만들면 성장 호르몬의 분비가 촉진된다.

지금까지 보아온 것과 같이 다양한 질병을 물리치고 노화를 예방하는 데, '공복'은 큰 힘을 발휘한다.

여러분도 꼭 이 책에서 소개한 식사법을 실천하여 공복의 힘을 경험해 보길 바란다.

공복 최고의약

암을 극복한 의사가 직접 실천

2023년 9월 20일 개정판 1쇄 발행

지 은 이 | 아오키 아츠시
옮 긴 이 | 이주관, 이진원

발 행 인 | 최봉규
발 행 처 | 청홍(지상사)
출판등록 | 1999년 1월 27일 제2017-000074호

주   소 | 서울 용산구 효창원로64길 6(효창동) 일진빌딩 2층
우편번호 | 04317
전화번호 | 02)3453-6111
팩시밀리 | 02)3452-1440
홈페이지 | www.cheonghong.com
이 메 일 | jhj-9020@hanmail.net

한국어판 출판권 ⓒ 청홍(지상사), 2023
ISBN 979-11-91136-17-3 03510

아유르베다

아카리 리피 | 김민정 이주관

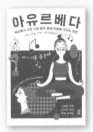

이 책에서 소개한 습관들은 대부분 돈을 들이지 않고도 자신의 생활방식을 조금 바꾸기만 하면 실천할 수 있는 것들이다. 그리고 아유르베다에서 추천하는 것들을 습관화될 때까지 꾸준히 실천하면 몸과 마음이 아름답고 빛나는 모습이 될 것이라고 저자는 강조한다.

값 18,000원 | 국판변형(145x210) | 256쪽
ISBN 979-11-91136-15-9 | 2023/06 발행

10초 만에 얼굴이 작아지는 기적의 머리 풀기

무라키 히로이 | 정승욱 이주관

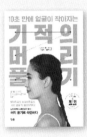

'머리 풀기'는 '노안 신호'를 근본적으로 치료하는 방식이다. 근육을 풀어 골격을 정돈하고 혈액이나 림프의 흐름을 원활하기 때문에 즉효성이 있으며, 나아가 전신에 좋은 효과를 줄 수 있다. 단 1회만으로 얼굴이 리프팅되고 작아졌으며 뭉침이 풀어져서 얼굴 둘레도 작아진다.

값 15,000원 | 국판(148x210) | 128쪽
ISBN 979-11-91136-13-5 | 2023/03 발행

안압 리셋

시미즈 롯칸 | 이진원

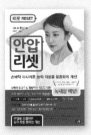

몸을 혹사시킨 결과 '늘 피로하다' '이곳저곳에 통증이 있다'라고 한다면 납득할 수 있을 것이다. 그런데 실제로는 그 반대이다. 몸의 운동량이 줄었는데, '컨디션이 좋지 않다' '통증과 결림이 있다', '몸이 개운하지 않다' … 역설적으로 들리겠지만, 우리의 몸…

값 13,700원 | 국판(148x210) | 144쪽
ISBN 979-11-91136-09-8 | 2022/01 발행

60대와 70대 마음과 몸을 가다듬는 법

와다 히데키 | 김소영

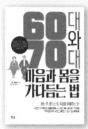

옛날과 달리 70대의 대부분은 아직 인지 기능이 정상이며 걷는 데 문제도 없다. 바꿔 말하면 자립한 생활을 보낼 수 있는 마지막 무대라고도 할 수 있다. 따라서 자신을 똑바로 마주보고 가족과의 관계를 포함하여 80세 이후의 무대를 어떤 식으로 설계할 것인지 생각해야 하는 때다.

값 15,000원 | 국판(148x210) | 251쪽
ISBN 979-11-91136-03-6 | 2021/04 발행

영양소의 힘

윌리엄 J. 월시, PhD | 서효원 임재환 배은주 권찬영

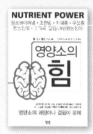

이 책은 오늘날 과학에 기반한 자연적인 치료 시스템을 제시하여, 수백만 명의 정신장애 환자들을 도울 수 있으리라 기대한다. 이 접근방식에서는 대부분의 인간이 유전적 · 환경적 요인으로 인해 영양 불균형을 가지고 있으며, 이러한 불균형은 다음과 같다.

값 33,000원 | 신국판(153x225) | 368쪽
ISBN 979-11-91136-08-1 | 2021/08 발행

알츠하이머병 종식을 위한 프로그램

데일 브레드슨 | 권승원 이지은 이한결

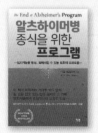

치매나 파킨슨병 같은 퇴행뇌질환 환자를 진료하다 보면 자주 접하게 되는 질문이다. 이 질문을 하는 환자들이 궁금한 것은 바로 "날 이렇게 만든 범인이 누군가요?"이다. 치매라는 만성 퇴행뇌질환은 매우 다양한 기여요인이 융합되어 발생하는 질환이지만…

값 29,000원 | 신국판(153x225) | 416쪽
ISBN 979-11-91136-11-1 | 2022/07 발행